0時間目のメディカルドリル

くすりのしくみとはたらき
要点整理＆ドリル

監修　渡辺将隆　佐久総合病院薬剤部部長

CONTENTS

1日目	薬物のきほんと法律		11日目	血液系の治療に用いる薬
2日目	医薬品の分類		12日目	呼吸器の治療に用いる薬
3日目	薬理学と薬物作用		13日目	消化器の治療に用いる薬
4日目	薬物の投与経路と体内動態		14日目	泌尿器に作用する薬
5日目	抗感染症薬って何だろう		15日目	ホルモンのはたらきと治療薬
6日目	抗がん薬について知ろう		16日目	代謝障害と治療薬
7日目	抗炎症薬・抗ヒスタミン薬・抗アレルギー薬		17日目	消毒薬の効果と適用
8日目	中枢神経に作用する薬			
9日目	末梢神経に作用する薬		別冊①	総仕上げ！力試しの100問テスト
10日目	心臓・血管系の疾患に用いる薬		別冊②	100問テスト解答・解説

本書のポイント

❶要点整理で無理なく学習
　多くが未学習分野である薬物の知識について、初学者でも学習できるように要点を整理し、わかりやすくまとめました。だから無理なく知識が身につきます。

❷項目ごとにおさらいドリルで復習
　要点整理で学習した後は、項目ごとに設けられたおさらいドリルで復習。要点整理の学習内容を振り返りながら覚えることができます。

❸初学者でも学習可能な内容とボリューム
　あれもこれも取り上げた参考書ではなく、教科書を読んだり授業を受ける前にまずは知っておきたい知識に絞りました。入学前や授業前の予習に最適です。

❹総仕上げの力試しができる
　本体ドリルで学習した後に、その成果を試す100問テストを別冊で用意しました。実践的な4択式で、考えながら解答する力を養います。

❺別冊だから使いやすい！
　100問テストの解答も別冊です。本体ドリルでの学習成果をみるための力試しテストとして活用することができます。

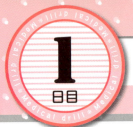

薬物のきほんと法律

学習のポイント
大昔より、多くの経験や研究をもとに発展してきたのが医薬品です。医薬品として用いられるまでには、多くの知恵や努力を必要とし、ときには失敗もあったことでしょう。この章では、薬物とは何か、そして規制する法律について学びましょう。

❶ 薬物とは？

生体に取り入れることで、**有害・無害を問わず**、生体の機能や構造にさまざまな変化、影響を及ぼす化学物質が**薬物**です。そして薬物のうち、**疾患の治療や予防、再発の防止、検査、診断などを目的として使用されるものを医薬品**とよびます。

一般的に生体にとって有用なものを医薬品、有害なものを毒物などと区別することもありますが、**麻薬**のように、痛みを緩和するなどの医療目的で用いられることで有用な効果を発揮する場合もあれば、快楽のために用いることで有害となる場合もあります。使用方法や用量により、有用な医薬品にもなれば、有害な毒物にもなりうるのが薬物なのです。かつては植物の葉や根、鉱物などといった**天然の物質から抽出した成分をそのまま薬として用いていましたが**、それらと合わせ、今では**化学的に合成されたものや遺伝子工学、分子生物学などの技術を駆使**してつくられた医薬品も多く使用されています。また医薬品に準じる薬物で、**疾患の予防に重点をおき、かつ人体に対する影響が緩徐なものは医薬部外品**として**厚生労働大臣**の指定を受け、医薬品とは区別されています。

➡遺伝子工学
細胞の核内からDNAを取り出し、遺伝子の組み換えなどの人工的な操作を加えたり、それを利用してタンパク質をつくらせる技術のこと。

➡分子生物学
細胞をより細かいレベル＝分子レベルで観察して基本的生命現象を説明しようとする学問。

❖ 薬物とは？

〈大昔〉 傷に効くみたいだ… 傷を癒す動物などを見て、薬となる野草や実などを利用。

〈古代〜中世〉 病魔を追い払うぞ！ 経験を元に薬草などを利用。魔法や呪術的な扱いも。

〈近代〉 これは本当に病気にきくぞ 化学の発展により、研究に基づく薬が使われるように。

〈現代〉 分子レベルで薬を開発！ 遺伝子工学などを駆使した最先端の薬を開発・使用。

❷ 医薬品の名称

医薬品は、通常、**化学名・一般名・商品名**という3種類の名称で表されます。

■**化学名**：医薬品は個別の化学構造をもちますが、その**化学構造式そのものが化学名**です。化学構造をそのまま表しているので正確ですが、**専門的で難解なため、実用的ではありません**。

■**一般名**：多くが化学名や成分などに由来し、**公的に認められている名称が一般名**です。一般名には、世界保健機関（WHO）に登録され、国際的に共有される**国際一般名**と、各国で登録される一般名があります。日本では、**医薬品名称調査会承認名**（JAN）として認められたものが国内の一般名として使用されますが、**国際一般名とは異なる場合もあります**。

■**商品名**：医薬品を開発し、販売する**製薬会社がつけた名称を商品名**といい、記載されるときには商品名の横に®（**登録商標**のこと）のマークが合わせて表示されます。医薬品の成分や効果などがイメージできるような名称が多くみられます。

❸ 医薬品の開発

はるか昔、植物の葉を用いて傷を癒やす動物を見たり、偶然口にした実によって病気が治癒することで薬というものが生まれました。しかし中には**実際の治癒効果がなかったり**、反対に病気を悪化させたり、ほかの**病気を招くような有害なもの**もありました。現代では、生体に有効と思われる成分を長い期間かけて研究し、試験を繰り返して新しい医薬品がつくられています。

まずは医薬品として期待される**物質の成分や性質などを調べる**基礎研究を経て、次にマウスなどの動物を用いて生体への作用が調べられます（前臨床試験）。そしてその後、実際の**ヒトへの有効性や安全性を確認**する臨床試験（治験ともよばれます）が行われ、その結果を踏まえ、新たな医薬品が生まれます。

医薬品の開発には、ときとして**10年以上もの歳月**、そして**数百億円という莫大な費用**がかかることもあります。そのため新薬の開発者である製薬会社には、新薬に対する特許が一定期間設けられています。

❖ 医薬品開発の流れ

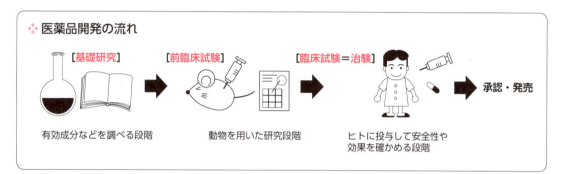

❹ 薬物の処方

医師が患者の病状や検査結果に応じて**医薬品の使用を判断・選定し、その調合と服用法を指示すること**を処方といい、その内容を文書化したものが処方箋です。処方箋は、医師法及び歯科医師法によって交付義務が定められています。そのため、診療に基づき治療や予防のために医薬品が必要であると判断した場合には、医師は処方箋を交付しなければなりません。さらに処方箋を交付するためには、必ず診療を行わなければなりません。すなわち診療せずに処方箋だけを交付することはできないのです。

処方箋を発行できるのは医師（歯科医師・獣医師を含む）のみで、薬剤師は処方箋の内容に基づいて調剤や薬歴管理、服薬指導を行います。**医師と薬剤師がそれぞれの専門性を発揮して業務を分担し、医療の質の向上を図ること**を医薬分業といいます。薬剤師は処方箋を交付することはできませんが、処方箋の内容に疑問がある場合にはそれを医師へ確認することが求められています。

処方箋には、患者の氏名、年齢、生年月日などの個人情報のほか、薬物名、用量、処方日数、服用方法、処方箋の発行日、処方した医療機関と医師の情報などが記載されています。処方箋は、病院や診療所では発行から**2年間**、薬局では**3年間**の保存が義務付けられています。また院外処方箋は発行日より**4日間**有効です。

❖ 医薬品の処方と調剤

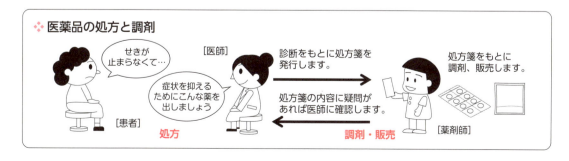

➡ **新薬の審査**
発売前から長く厳しい審査を受ける新薬ですが、承認され、発売された後も一定の期間（再審査期間）は、有効性・安全性について確認することが義務付けられています。

➡ **後発医薬品（ジェネリック医薬品）**
特許の切れた医薬品と同等の有効成分、作用であると厚生労働大臣により認可され、ほかの製薬会社による製造・販売が認められた医薬品を後発医薬品（ジェネリック医薬品）といいます。先発医薬品に比べ開発コストを抑えることができ、安価に提供することができます。

➡ **添付文書**
医薬品には必ず添付文書がついています。添付文書には、承認番号や販売開始時期などの基本的な情報、医薬品を安全に使用するための使用方法、効能・効果などが細かく示されています。

➡ **リフィル処方箋**
一定の定められた期間内であれば、再び受診しなくても反復使用できる処方箋のこと

➡ **医薬分業**
診療と処方を医師が行い、交付された処方箋を元に薬剤師が調剤し、患者に手渡すという業務分担。処方と調剤を医師と薬剤師が分担することで、医薬品に誤りがないかを二重にチェックする目的があります。

➡ **院外処方**
医薬分業に基づき行われるもので、診察を受けた病院で処方箋が発行され、外部の調剤薬局で医薬品を受け取ることをいいます。

❺ 薬物に関する法律

①医薬品医療機器等法

医薬品医療機器等法（正式には医薬品、医療機器等の品質、有効性及び安全性の確保等に関する法律）は、医薬品、医薬部外品、化粧品、医療機器及び再生医療等製品の**品質や有効性、安全性を確保するために定められている法律**で、かつては**薬事法**とよばれていました。

指定薬物の規制に関する措置を講ずるほか、医療上特にその必要性が高い医薬品及び医療機器の研究開発を促進するために必要な措置を講ずることにより、**保健衛生の向上を図ることを目的**としています。また誤った使用方法により生体にとって有害な作用を引き起こすこともある薬物が、より安全に使用されるように、**製造・販売**、**調剤**、**取り扱い**などについても規制しています。

②麻薬及び向精神薬取締法

禁止されている薬物というイメージが強い麻薬ですが、モルヒネなどはがんなどの疾患や手術に伴う痛みを取り除く目的でよく用いられ、**医療現場においては欠かせない薬物**の1つです。

ただし麻薬や向精神薬は、その作用の強さから誤った使用による**薬物中毒や生命の危機を引き起こす危険性も高い**ため、輸出入、製造、施用、保管などについて、**麻薬及び向精神薬取締法**という法律により厳しい規制を受けます。

麻薬は 麻 のマークを容器・ラベルに表示し、**施錠**できる堅固な設備で保管をする必要があります。向精神薬は 向 のマークを容器・ラベルに表示し、**鍵のかかる場所**で保管しなければなりません。また麻薬に関しては、**医師（歯科医師・獣医師含む）のみが取得できる麻薬施用者免許**（医療目的で麻薬の処方箋を発行し、使用することが可能）と、**医師と薬剤師のみが取得できる麻薬管理者免許**（医療目的で使用される麻薬の管理を行う）の資格を設けることで、処方や使用、管理についても厳しく規制されます。これらの資格は**都道府県知事**により交付されます。いずれも看護師は取得できません。

③覚せい剤取締法

覚せい剤は脳に強く作用することで異常な興奮を引き起こす反面、**強い中毒症状を引き起こす薬物**で、使用者だけでなく、社会的にも大きな影響をもたらします。覚せい剤は、**覚せい剤取締法**によりその輸出入、所持、製造、譲渡、譲受及び使用に関して厳しい規制を受けます。この法律に基づき、覚せい剤の原料の使用は医療や学術研究を目的とする場合に限られ、**取り扱う医療機関も都道府県知事**による指定を受ける必要があります。

④大麻取締法

大麻（**マリファナ**）とは、麻という植物からつくられる薬物で、幻覚症状などの強い薬理作用をもつため、日本では**大麻取締法**によって使用や栽培、所持、譲渡、譲受が禁止されています。たとえ**医療目的であっても施用はできず**（※注釈参照）、**都道府県知事**により免許を受けた栽培者や研究者以外は所持することもできません。また栽培者や研究者は盗難や不正使用が起こらないように鍵のかかる場所で保管し、厳重に管理しなければなりません。

➡再生医療等製品

再生医療のためにヒトや動物の細胞に培養などの加工を施したものなどをいい、遺伝子治療のためにヒトの細胞に導入して使用されます。

➡施錠できる堅固な設備

単なる鍵のかかる場所ではなく、麻薬専用の固定した金庫や容易に移動できない金庫を指します。

➡医療目的の大麻

2022年10月時点で、今まで医療目的でも使用が禁止されていた大麻について、医薬品に使える成分について、規制から外し、大麻由来のてんかん薬などが医療目的で使用できるように大麻取締役法の法改正が進められることになりました。法改正により、薬機法で承認されたものについては、輸入・製造、使用を可能とするようになる一方、大麻所持罪に加え、使用罪も創設される方向です。

日本薬局方　　　　　　　　　Column

医薬品医療機器等法に基づき、日本国内で多く使用される医薬品の性状及び品質の適正を図るために定められた医薬品の規格基準書を日本薬局方といいます。いいかえれば、日本薬局方に収載されている薬物はすべて医薬品とされます。日本薬局方は5年に一度改定されます。明治19年に初版が交付され、100年有余の歴史がある日本薬局方ですが、よく「方」と「法」を間違える人がいます。薬局方は法律ではないので、法という字は用いられませんが、なぜ「方」とつけられているのでしょうか。これは、江戸時代の中期、当時の医療の先端をいくオランダの薬局方を和訳した際、「和蘭局方」と訳したのが始まりとされています。

力がつく!! おさらいドリル

1日目

1 つぎの文章を読み、正しいものには○、誤っているものには×を書きましょう。

（1）生体にとって有益な化学物質を薬物とよぶ。 [   ]

（2）薬物には化学的に合成されるものもある。 [   ]

（3）処方箋には、服用方法も記載される。 [   ]

（4）医薬品医療機器等法では、化粧品もその対象とされている。 [   ]

（5）麻薬施用者免許は、医師と薬剤師が取得できる。 [   ]

2 空欄にあてはまる語句・数字を書きましょう。

（1）医薬品には、化学名、商品名、＿＿＿＿＿＿＿＿＿＿ 名という3つの名称がある。

（2）病院は処方箋を ＿＿＿＿＿＿＿＿＿＿ 年間保存しなければならない。

（3）麻薬は、＿＿＿＿＿＿＿＿＿＿ できる堅固な設備で保管する。

（4）覚せい剤の原料を取り扱う医療機関には、＿＿＿＿＿＿＿＿＿＿ による許可が必要である。

（5）日本国内の医薬品をすべて収載した規格基準書を ＿＿＿＿＿＿＿＿＿＿ という。

3 つぎの設問に答えましょう。

（1）治験とは何か、簡潔に説明しなさい。

（2）医薬分業とは何か、簡潔に説明しなさい。

※答えは P.70 からの解答を参照

5

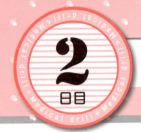

2日目 医薬品の分類

学習のポイント
医薬品は、作用の強弱や形状、用途など、あらゆる側面から細かく分類されます。そしてその種類により、取り扱い方法や身体に及ぼす影響は大きく異なります。医薬品の分類とその特徴について大まかに整理し、覚えておきましょう。

1 作用・毒性の強さによる分類

→ 劇
劇には「物事の程度がはげしい」「程度を超えて強い」などの意味があります。

医薬品のうち**最も毒性が強いものを毒薬**、つぎに毒性が強いものを**劇薬**、そして**その他の医薬品を普通薬**とよび、区別しています。毒薬や劇薬は、医薬品医療機器等法に基づき、**厚生労働大臣**により指定されています。毒薬は容器・ラベルに「**黒地に白枠、白字で品名と「毒」の文字**」、劇薬は「**白地に赤枠、赤字で品名と「劇」の文字**」を明記し、貯蔵や陳列も**他の医薬品と区別**するように定められています。また**毒薬は施錠できる専用の設備において保管**するように義務付けられています。毒薬、劇薬以外の医薬品を普通薬といいます。普通薬は比較的安全性が高いとされていて、表示方法や保管については毒薬や劇薬のような厳しい規制を受けません。

◆ 毒薬と劇薬の表示

毒薬：黒地・白枠に白字で「毒」と薬品名を明記

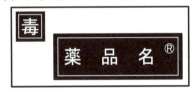

劇薬：白地・赤枠に赤字で「劇」と薬品名を明記

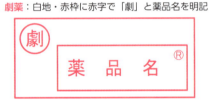

※®は登録商標であることを表します。

2 医薬品の形状による分類

医薬品はその形状や性状により大きく固形剤、半固形剤、粉末剤、液状剤などに分けられます。

①固形剤
球体をした**丸剤**、でんぷんなどを混ぜて成型した**錠剤**、カプセルに充填された**カプセル剤**などに分けられます。**識別しやすいように着色**されたり、**飲みやすいように白糖で覆う**こともあります。また錠剤には、**バッカル錠**や**チュアブル錠**、**トローチ**などがあります。

→ バッカル錠
薬剤を奥歯と頬の間に挟み、唾液で溶解させながら粘膜から吸収させる薬剤のこと。舌下錠と同じですが、舌下錠よりゆっくりと吸収させるときに用います。

②半固形剤
ゲル状やクリーム状のもの、容易に溶けやすいものなど、半固形状の医薬品です。**患部に塗ったり貼ったりして使用**します。**軟膏**や**パップ剤**（**貼付剤**：貼り薬のこと）、**坐薬**などがあります。

→ チュアブル錠
咀嚼錠ともいい、咀嚼したり舐めたりしながら服用する薬剤。水を飲まなくても服用できます。

③粉末剤
粉末状の医薬品が粉末剤です。粉末剤は非常に細かい粒子状の**散剤**や、粉末をまとめて少し大きな粒状にした**顆粒剤**などに分けられます。

→ トローチ
アメのように口腔内で溶かしながら口腔粘膜に作用させる薬剤です。誤飲した際に気道を塞ぎ、窒息するのを防ぐために中央に穴が開いています。

④液状剤
液体状の医薬品が液状剤で、医薬品成分を薄めて使用する**溶液剤**や、固形剤を細かく砕いた粒子が顕微鏡で見える程度に液体中に分散している**懸濁剤**などがあります。

③ 用途による分類

　医薬品は用途によって口から飲用する内用薬、注射によって血管や組織に投与する注射薬、それ以外の方法で用いる外用薬に大きく分けられます。

①内用薬

　口から体内に投与して用いるのが内用薬で、内服薬ともよばれます。口から飲み込んだ薬物成分は食道から胃を経由しておもに小腸で吸収されます。小腸で吸収された薬物成分は門脈を通って肝臓に運ばれた後、代謝を受け（初回通過効果※P14参照）、遊離型と結合型に分かれて血流に乗り全身を巡ります。そのうち、遊離型のみが血管から出て作用を発揮することができます（※P.15参照）。また、舌の裏側に置き、口腔内に留めたまま口腔粘膜から薬物成分を吸収させる舌下錠も内用薬に含まれます。ただし、舌下錠は肝臓を経由せずに血流に乗るため、初回通過効果は受けません。

②注射薬

　注射薬は注射器を用いて血管や筋、皮膚に注入して使用する医薬品をいいます。医薬品の種類や目的により、静脈に注入する静脈注射、筋肉に注入する筋肉内注射、皮膚に注入する皮内注射や皮下注射といった方法で使用されます。

③外用薬

　外用薬はおもに皮膚や粘膜に使用する医薬品です。多くは使用した部分に限って作用を示しますが、全身に作用するものもあります。塗擦剤（塗り薬）や貼付剤（貼り薬のことで、テープ剤やパップ剤ともよばれます）のほかに、口腔剤（トローチなど、飲み込まずに口腔内の粘膜に直接作用させる医薬品）、坐薬（肛門から挿入し、直腸粘膜から薬物成分を吸収させる医薬品）、吸引薬や噴霧剤（気道から吸い込み、粘膜から薬物成分を吸収させる医薬品）、点眼薬、点鼻薬、点耳薬などがあります。

> **⇒遊離型と結合型**
> 血液中に存在する薬物成分は血漿タンパク質であるアルブミンと結合しない遊離型と結合する結合型に分けられます。血管から組織中に出て細胞に作用し、薬効を発揮できるのは遊離型の薬物成分のみです。

❖ 用途による分類

吸引薬・噴霧剤
鼻や喉に吹き付けたり、吸い込んで使用します。

点眼薬・点鼻薬・点耳薬
眼や鼻、耳に直接投与し、作用する薬です。

内用薬
口腔内に留めて口腔粘膜から吸収させたり、口から飲み込み、消化管から吸収させることで作用を発揮する医薬品です。

口腔剤
口に含み、飲み込まずに口腔内に留め、口腔粘膜に作用させる医薬品です。喉の炎症を抑えるために舐めるトローチなどがあります。

貼付剤・塗擦剤
患部に貼り付けたり、擦りこんで使用します。

坐薬
肛門から挿入し、直腸の粘膜から吸収させる薬です。

注射薬
静脈に直接注射をする静脈注射や筋組織に注射をする筋肉内注射、皮膚組織に注射をする皮内注射、皮下注射などにより投与されます。皮内注射は表皮と真皮の間、皮下注射は皮下組織に注射します。

食間っていつ飲むの？　　　Column

　薬の説明書きに「食前や食後に服用」と書かれている場合、文字通り、食事の前もしくは後に飲むことを示しています。具体的には、食前の場合は食事の20～30分前程度、食後の場合は食後20～30分程度とされています。では食間はどうでしょうか。もちろん食事と一緒に服用するわけではありません。食間とは、食事と食事の間で食後2～3時間後に服用することをいいます。

❹ 処方箋医薬品とOTC医薬品

　医薬品医療機器等法に基づき、医師（歯科医師、獣医師も含む）により発行された**処方箋がなければ販売および授与することができない医薬品**は、とくに**処方箋医薬品**とよばれます。

　処方箋医薬品は**厚生労働大臣**により指定され、たとえ調剤薬局や医薬品の販売会社であっても処方箋なしでは通常販売、授与することはできず、違反者には罰則が適用されます。

　処方箋医薬品としては、強い薬理作用や副作用をもつ医薬品、使用方法が難しい医薬品、注射薬などのほか、麻薬や覚せい剤（原料も含む）、向精神薬、放射性医薬品などが挙げられます。

　一方で、**処方箋を必要とせず**、一般的な薬局やドラッグストアなどでも販売されている医薬品のことを、**OTC医薬品**（OTC：Over The Counter＝対面販売）といいます。かつては市販薬、大衆薬などとよばれていましたが、現在はOTC医薬品、法的には**一般用医薬品**とよばれます。**処方箋医薬品に比べて作用が緩徐**な医薬品です。

❖ **処方箋医薬品とOTC医薬品**

【処方箋医薬品】医師が発行した処方箋がないと購入できません。

【OTC医薬品】作用が比較的ゆるやかで、処方箋なしで一般の薬局等でも購入できます。

❺ 化学的製剤と生薬

　医薬品はさまざまな原材料から生成されています。ヒトや病原微生物が生み出す代謝物質や、動物、植物などの**有効成分、化学物質などを合成して精製される医薬品を化学的製剤**といい、処方される医薬品や一般的に販売されている医薬品の多くを占めています。

　これに対し、動物や植物の一部やその分泌物、鉱物などの**天然物を精製することなくそのまま、あるいは乾燥などの簡単な加工を施して**つくられたものを**生薬**といいます。代表的な生薬に**漢方薬**があります。複数の生薬を組み合わせ、一定の作用を発揮するように配合されたものが漢方薬です。

　おもに化学的製剤を用いる**西洋医学**では、**病気の根本的な要因を見つけだし、それを取り除くことを目的**とします。一方で**東洋医学**では、**病気となっている患者の治癒力や生命力を元の状態に回復させる**ことが基本であり、そのためにさまざまな生薬を組み合わせた漢方薬が用いられます。

➡漢方薬
今では、その効果にも科学的根拠の証明が進み、治療薬として使用される場面や、化学的製剤との併用も増えています。

❖ **化学的製剤と漢方薬**

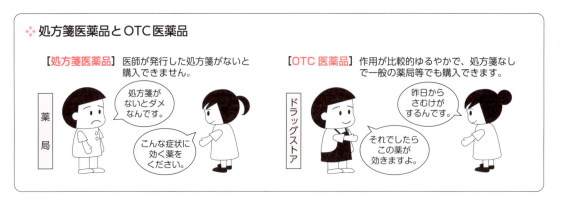

［化学的製剤］　成分を抽出して化学的に精製　←　［植物や鉱物など］　→　簡単な加工を施した生薬を配合　→　［漢方薬］

力がつく!! おさらいドリル

1 つぎの文章を読み、正しいものには○、誤っているものには×を書きましょう。

（1）毒薬は、劇薬よりも毒性が強い。 [　　　　　]

（2）毒薬や劇薬は、都道府県知事により指定される。 [　　　　　]

（3）毒薬は、施錠できる専用の設備での保管が義務付けられている。 [　　　　　]

（4）トローチは、内用薬に分類される。 [　　　　　]

（5）製薬会社であれば、処方箋なしで処方箋医薬品を一般に販売できる。 [　　　　　]

2 空欄にあてはまる語句を書きましょう。

（1）医薬品は、その用途によって大きく内用薬・外用薬・＿＿＿＿＿＿＿＿＿＿ 薬に分けられる。

（2）処方箋医薬品は、＿＿＿＿＿＿＿＿＿＿ により指定される。

（3）坐薬は、＿＿＿＿＿＿＿＿＿＿ 粘膜から薬物成分を吸収させる。

（4）さまざまな物質を合成・精製してつくる医薬品を ＿＿＿＿＿＿＿＿＿＿ 製剤という。

（5）天然物を精製せずに、そのまま利用してつくられる医薬品を ＿＿＿＿＿＿＿＿＿＿ という。

3 つぎの設問に答えましょう。

（1）法律で定められた劇薬のラベル表示について書きなさい。

（2）OTC医薬品とは何か、簡潔に説明しなさい。

※答えは P.70 からの解答を参照

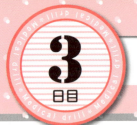

薬理学と薬物作用

学習のポイント
身体に入った薬物がどのようなメカニズムで身体に影響を及ぼすかを知ることはとても重要であり、それを解き明かす学問が薬理学です。致死量や拮抗作用、作動薬、遮断薬などはよく耳にするキーワードです。しっかりと理解しておきましょう。

❶ 薬理学とは？

薬物に関する学問＝**薬学**のうち、生体外から取り入れる**薬物と、生体内の物質の相互作用（関わり合い）を研究する学問**が**薬理学**です。

薬理学はさらに、薬物の起源や製法、化学構造、物理化学的性状など、薬物そのものを研究する**薬物学**や、薬物が生体に及ぼす影響を研究する**薬力学**、薬物が吸収され、全身の各臓器へ分布し、代謝、排泄されるまでの生体内での動きを研究する**薬物動態学**、治療薬としてヒトに使用する場合の問題点や使用方法等を研究する**臨床薬理学**、有害な作用や中毒症状等を研究する**毒性学**などに分けられます。

◆ **薬理学とは**

薬理学 薬物と生体との関わり合いを研究する学問が薬理学です。研究内容や対象により、以下のような学問に分けられます。

- **薬物学** 薬物そのものを研究
- **薬力学** 薬物が生体に及ぼす影響を研究
- **薬物動態学** 薬物が生体でどのような影響を受けるかを研究
- **臨床薬理学** 薬物がヒトへ与える影響を研究
- **実験薬理学** 動物実験により薬物の影響を研究
- **毒性学** 有害な作用や中毒などを中心に研究

❷ 薬物の用量と作用

➡**作用と効果**
薬物の成分が細胞に対して何らかの反応を起こさせることを作用といいます。その作用により、症状の改善などがみられることを効果といいます。しかし、反応が起きたとしても必ずしも効果が現れ、症状が改善されるわけではありません。

➡**中毒**
生体内に入った薬物・毒物、または生体内の代謝産物によって生体内で機能障害が生じること。

薬物が作用を発揮するためには、当然生体内に取り込まれる必要があります。このとき投与する薬物の量を**用量**といい、作用の発現によってよび方が異なります。

薬理作用を発揮するまでに至らない量は**無効量**、作用を発揮する最小限の用量は**最小有効量**、最大の作用を発揮する用量は**最大有効量**、そして最大有効量を超え、中毒症状が現れる量は**中毒量**とよばれます。

また、ある個体群に投与したときに、その**50％に薬理作用が現れる用量**を**50％有効量**といい、ED_{50}と示されます。一方、投与したときに個体群の50％を**死に至らしめる用量**は**50％致死量**とよばれ、LD_{50}と示されます。LD_{50}をED_{50}で割って算出される値は**治療係数**とよばれ、その**値が大きいほど安全性が高い**とされます。

- 薬物A：0.5mlで50％有効量、10mlで50％致死量＝治療係数は 10 ÷ 0.5 ＝ 20
- 薬物B：0.1mlで50％有効量、100mlで50％致死量＝治療係数は 100 ÷ 0.1 ＝ 1000
⇒治療係数の値が大きい薬物Bの方が安全性が高いといえます。

❸ 薬物の作用

薬物は身体に入るとさまざまな変化、反応を引き起こします。それを薬理作用といい、起こる現象や現れ方によって分類されます。

①さまざまな薬理作用

薬物によって細胞や組織の**機能を亢進させる作用を興奮作用**、反対に機能を抑える作用を抑制作用といいます。また病変など目的の部位や組織に直接はたらきかけてその機能を調節する作用は直接作用、ほかの器官、組織を通じて変化を引き起こす作用は間接作用とよばれます。

さらに、薬物が投与された部位や目的の部位に限って出現する作用は局所作用、薬物成分が投与された部位から血液を介して全身へと広がって出現する作用は全身作用とよばれます。

そして、治療を目的として投与したときに**最も期待される作用を主作用**とよぶのに対し、**本来の目的に沿わない不要な作用を副作用（副反応ともいいます）**とよびます。多くの場合、**副作用は生体にとって不利益**であり、有害作用とほぼ同義として使われます。

②相互作用

複数の薬物を同時に使用したときには、それぞれの**薬物同士の反応が関わり合い、作用に影響**します。それを相互作用といい、大きく協力作用と拮抗作用に分けられます。

■**協力作用**：それぞれの薬物がお互いのもつ作用を高め合うことを協力作用といいます。そのうち、薬物のもつ効果がまったく加算されたように作用する場合を相加作用（1＋1＝2のように）、薬物のもつ効果が和以上に高められ作用する場合を相乗作用（(1＋1)×2＝4のように）といいます。

■**拮抗作用**：複数の薬物や栄養素などが同時に体内に入ったとき、それぞれのもつ作用が打ち消し合い、減弱してしまうことを拮抗作用（1－1＝0のように）といいます。拮抗作用を示す例としては、血液の凝固を防ぐワルファリンという薬物とビタミンKがあります。ビタミンKは**血液の凝固に関わる因子を産生するために必要**な栄養素ですが、反対にワルファリンは**そのはたらきを阻害することで血液の凝固を防ぎます**。そのため腸の中でビタミンKを作り出す納豆や、クロレラ（藻の一種）などの**ビタミンKを多く含む食品はワルファリンと拮抗し、作用を減弱**させてしまいます。

➡ビタミンK
血液凝固を促進する作用のほか、骨の形成を促す作用ももつ脂溶性ビタミンです。骨粗しょう症の治療にも用いられます。

❖ **協力作用**

薬物Aの作用
薬物Bの作用
【 相加作用 】

薬物の併用によって高まり、現れる作用
薬物Aの作用
薬物Bの作用
【 相乗作用 】

それぞれの薬物のもつ作用が足したように現れる作用を相加作用といいます。

薬物同士が高め合い、作用の和以上に現れる作用を相乗作用といいます。

食品と薬の飲み合わせ!? Column

　ワルファリンとビタミンKのように、併用を避けるべき薬と栄養素などの物質は多くあります。例えばグレープフルーツジュースも注意すべき食品の一つで、看護師国家試験でも過去に何回も出題されています。グレープフルーツに含まれるフラノクマリンという物質は、代謝酵素の作用を抑えるはたらきをもつため、**薬の分解が遅くなり、効きすぎてしまう危険**があるのです。水以外にお茶などで薬を飲んだりする人もいますが、薬の種類によっては注意が必要なのです。ちなみにグレープフルーツジュースと相互作用があり、飲み合わせの悪い医薬品として、カルシウム拮抗剤や、免疫抑制剤であるシクロスポリン、タクロリムスなどがあります。

❹ 作用機序

　薬物は生体内に入ると何らかの変化を引き起こします。薬物が生体内で起こす変化のしくみを**作用機序**（機序＝メカニズム）といいます。作用機序は薬物によって異なります。同じような作用機序をもつものもあれば、同様の効果を発揮する薬物でも、**まったく異なる作用機序をもつものもあります**。体質や症状、病気の原因などによって**より効果的な医薬品を選択したり、効果や副作用の観察を行う上で**、作用機序を知ることはとても大切です。

①受容体とリガンド

　ホルモンや神経伝達物質などが生体に何らかの反応を起こさせるためには、標的とする器官の細胞に存在する**受容体（レセプター）**というタンパク質が必要です。そして、**決まった受容体と結びつくことで何らかの作用を発揮する物質をリガンド**といいます。つまり鍵と鍵穴の関係が受容体とリガンドです。薬物も同様で、**リガンドとして特定の受容体と結合することで作用を発揮**したり、病気の原因となる**物質（リガンド）が受容体と結合するのを妨げることで不利益な反応を防ぐ**ことができるのです。

②親和性とは？

　受容体とリガンド（ホルモンや薬物など）はそれぞれの種類によって結合のしやすさが異なります。**受容体とリガンドの結合のしやすさを親和性**といいます。すなわち目的とする細胞に存在する受容体との**親和性が高い薬物ほど作用を発揮しやすく**なります。またリガンドが受容体と結合したとき、受容体を刺激して活性化させる場合と活性化しない場合があります。**受容体を活性化する能力のことを効力**とよびます。

③作動薬と拮抗薬

　リガンドとして**受容体と結合して活性化させ、薬理作用を発揮**する医薬品を**作動薬**（または**作用薬**）といいます。作動薬は**アゴニスト**ともよばれます。ホルモンが標的となる器官に存在するホルモン受容体と結合することで作用を示すのと同様のはたらきをもちます。一方、結合した受容体を活性化させるのではなく、症状などを引き起こす原因となる物質、すなわち他の**リガンドと受容体との結合を妨げ、現れるはずの作用を遮断**させるようにはたらく医薬品を**拮抗薬（アンタゴニスト）**または**遮断薬（ブロッカー）**とよびます。また結合した受容体を活性化したり、症状の原因となるリガンドの結合を妨げて作用を遮断するのではなく、**薬理作用に関与する酵素に結合するなどして作用の発現を妨げる**医薬品は**阻害薬（インヒビター）**とよばれます。

→ホルモン
内分泌機能をもつ細胞で産生され、特定の器官に対して何らかの薬物作用を発揮する生体調節物質のこと。ホルモン分泌細胞が直接血液中に放出し、おもに血液によって全身に運ばれます。

→神経伝達物質
神経細胞同士で行われる情報の伝達を担う物質。神経細胞を伝わる電気信号の刺激によって神経細胞の軸索（じくさく）の先端より放出され、つぎの神経細胞へ情報を伝達します。

→親和性
受容体とリガンドの結合が容易に行われる程度を親和性といいます。すなわち親和性の高い受容体とリガンドが結合しやすく、作用が発揮されやすくなります。

❖ 作動薬・拮抗薬・阻害薬

リガンド
ホルモンや薬物など、細胞に存在する受容体と結合して何らかの作用を引き起こす物質がリガンドです。

鍵穴に入ることで何らかの作用を発動させる鍵の役割がリガンド！

鍵と鍵穴の関係

受容体（レセプター）
特定のリガンドと結合することで何らかの薬理作用を発揮する物質が受容体です。

鍵となるリガンドにより何らかの作用を発動する鍵穴の役割が受容体！

作動薬（アゴニスト）

カチャッ
ピタッ

まさに鍵（リガンド）として、標的的受容体と結合し、活性化させることで薬理作用を発揮する薬物のこと。

拮抗薬（アンタゴニスト）

先をこされた！
ロック
有害な作用をシャットアウト！

鍵穴をふさぐように、症状を引き起こすリガンドの代わりに受容体と結びつき、作用の発動を抑える薬物のこと。

阻害薬（インヒビター）

ジャマされて手助けできない
行かせない！
鍵がうまく回らないなあ…

化学反応の触媒として、作用の発動を手助けする酵素などに結合し、リガンドによる作用を阻害する薬物のこと。

おさらいドリル

3日目

1 つぎの文章を読み、正しいものには○、誤っているものには×を書きましょう。

（1）薬力学では、薬物が生体に与える影響を研究する。 [   ]

（2）50％致死量は、ED_{50}と示される。 [   ]

（3）治療係数の値が低いほど、安全性の高い薬である。 [   ]

（4）拮抗作用とは、複数の薬物同士による作用の減弱をいう。 [   ]

（5）親和性とは、レセプターと薬物などの結びつきやすさを表す。 [   ]

2 空欄にあてはまる語句を書きましょう。

（1）薬理作用が発揮される最小限の薬物量を ＿＿＿＿＿＿＿＿＿ という。

（2）薬物の作用がある部分に限定して現れることを ＿＿＿＿＿＿＿＿＿ 作用とよぶ。

（3）複数の薬物の効果が和以上に高め合い現れることを ＿＿＿＿＿＿＿＿＿ 作用とよぶ。

（4）特定の受容体と結びつくことで薬理作用を発揮する物質を ＿＿＿＿＿＿＿＿＿ という。

（5）インヒビターとは、 ＿＿＿＿＿＿＿＿＿ 薬のことをいう。

3 つぎの設問に答えましょう。

（1）副作用とは何か、簡潔に説明しなさい。

（2）アゴニストとは、どのような医薬品のことをいうか。

※答えは P.71 からの解答を参照

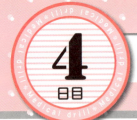

薬物の投与経路と体内動態

> **学習のポイント**
> 薬物は、内服や注射、貼付といったさまざまな方法で用いられますが、その方法によって反応の現れ方も異なります。安全に使用するためにも、身体へ投与された薬物がどのようにして作用を発揮し、効果を発現するのかについて学習しましょう。

1 投与経路

薬物は、大きく分けて経口投与と非経口投与という方法により体内に取り込まれます。投与経路によって作用や効果の現れ方も異なるため、薬物の種類や症状、目的とする部位などによって最も適した投与方法が選択されます。

❖ 経口投与と非経口投与

経口投与		口から飲み込み、食道、胃を経て、おもに小腸から吸収させる投与方法です。吸収された薬物成分は門脈を通って肝臓へ入り、そこで代謝を受けて作用の減弱が起こります。これが初回通過効果で、経口投与に限ってみられる現象です。
非経口投与	注射	身体に針を刺し、薬物を投与する方法です。直接血管に投与する静脈注射や動脈注射のほか、筋肉内注射、皮内注射、皮下注射、脊髄注射などがあります。
	経皮投与	皮膚に塗布したり貼付することで、皮膚から浸透させ、吸収させる投与方法です。
	舌下投与	薬物を舌の裏側に置き、口腔粘膜を経て血中へ吸収させる投与方法です。口に含みますが、経口投与と異なり肝臓を通過せずに直接血流に入るため、初回通過効果は受けません。
	直腸内投与	坐薬を用いるときに選択される投与方法で、肛門から挿入した薬物の成分を直腸粘膜から吸収させます。直腸粘膜は血管が豊富ですばやく吸収されます。直腸内投与も粘膜から吸収された薬物成分が直接血流に入るため、初回通過効果は受けません。
	吸入	鼻や口から薬物成分を吸い込み、気道を経て肺に到達させることで吸収させる投与経路です。肺胞内から血流に移行します。また気管支喘息治療薬のように吸入した薬物を直接気管支に作用させることもあります。
	そのほか	眼からの投与（点眼薬）や鼻、耳からの投与（点鼻薬・点耳薬）、膣粘膜からの経膣投与などがあります。

①経口投与

その名の通り、薬物を口から飲み込んで体内に入れることを経口投与といいます。そのため経口投与される薬物には糖衣により苦みを軽減させたり、カプセルに詰めることにより胃酸で溶けるのを防ぐなどの加工が施されたものも多くあります。胃酸で分解されたり、胃に障害を与える薬物の場合、あるいは作用の発現を遅らせる場合などには、腸で溶けるようにした腸溶剤が用いられます。

経口投与された薬物は、食物と同様に消化管で吸収され、その成分は肝臓へと入りますが、**肝臓では薬物成分が代謝されることで薬理作用が減弱**します。これを初回通過効果といい、消化管から肝臓への移行を示す経口投与にのみ現れる現象です。経口投与される薬物は、この初回通過効果による作用の減弱も考慮されてつくられています。

②非経口投与

経口投与以外の投与経路を非経口投与といいます。非経口投与には、注射、経皮投与、舌下投与、直腸内投与、吸入などがあります。

注射には、薬物を静脈に直接注入する静脈注射、筋肉に分布する毛細血管から吸収させる筋肉内注射、皮下組織から吸収させる皮下注射などがあります。このうち**最も早く薬理作用を発揮するのが静脈注射**です。

➡カプセル錠
散剤をカプセルに詰めたカプセル錠ですが、飲みやすさだけでなく、長時間にわたって薬物の成分が吸収され、効果を持続させるための工夫でもあります。特別な指示がない場合にはかみ砕いたりカプセルを取り外して服用してはいけません。

➡肝臓
栄養素の代謝や解毒、胆汁の合成、赤血球の分解など、500種類ともいわれる非常に多くのはたらきを担う、人体の化学工場ともよばれる器官が肝臓です。

薬物の全成分が静脈から直接血流に入るため、作用の現れ方も強力です。

　皮膚に貼る、あるいは塗った薬物からその成分を吸収させるのが経皮投与、飲み込まずに舌の裏側に置いた薬物の成分を口腔粘膜から吸収させるのが舌下投与、肛門から挿入して直腸の粘膜から薬物成分を吸収させるのが直腸内投与、そして、呼吸運動と一緒に薬物成分を吸い込み、気道粘膜や肺胞から吸収させるのが吸入という方法です。

❷ 体内動態

　さまざまな経路により体内に入った薬物は、血液中に入り、血流によって目的の部位に到達して作用を発揮し、体外へと排泄されます。この一連の過程を体内動態といいます。

①吸収

　投与された薬物が血管へと入ることを吸収といいます。血管に直接薬物を注入する静脈注射では吸収の過程はありませんが、筋肉内注射や皮下注射で投与された薬物は、筋肉や皮下組織での吸収の過程を経て血管内へ移行します。投与される経路によりますが、直接血管へと注入する場合を除き、投与された薬物のすべてが血管内に移行するわけではありません。投与された薬物量のうち、血管内に移行し、血液循環に入る薬物量の割合をバイオアベイラビリティ（生物学的利用率）とよびます。

②分布

　血管内に入った薬物は血液により全身へと運ばれ、目的の部位に達すると血管外へ出て組織へと移行します。これを分布とよびます。作用部位へと達した薬物は標的となる器官・組織の細胞にはたらきかけることで薬理作用を発揮します。薬物が血液により運ばれるとき、血液中に存在するタンパク質と結合して運ばれるものを結合型、結合せずに運ばれるものを遊離型といいます。大きな分子であるタンパク質は血管外へ出ることができないため、血管の外へ移行できるのはタンパク質と結合していない遊離型の薬物だけです。

③薬物代謝

　薬理作用を発揮した薬物は体外へと排出されなければなりません。そのままの状態で自然に排出されるもののほかに、体内で別の物質につくり変えなければ排出されないものもあります。そのための化学反応が代謝です。例えば水に溶けにくい性質である脂溶性の高い薬物成分は、腎臓でつくられる尿によって排出することができないため、水溶性（水に溶けやすい性質）の物質につくり変える必要があります。このような薬物代謝のはたらきの多くは肝臓が担っています。

④排泄

　体内の薬物成分は腎臓を経て尿と一緒に排出されるほか、肺による呼気、皮膚からの汗、唾液、便などに混入して体外へと排出されます。これを排泄といいます。また乳汁にも混入されることがあるため、母乳により育児を行なっている女性への薬物の使用には特に注意が必要になります。

➡血漿タンパク質

血漿中に存在するタンパク質で、浸透圧の調節や物質の運搬などを行います。アルブミンやヘモグロビン、免疫グロブリン（抗体）などがあります。そのうち最も多いのがアルブミンで、血液中のさまざまな物質（脂肪酸やホルモン、薬物成分など）と結合し、運搬するはたらきなどをもちます。

❖ **薬物の体内動態**

[吸収]
投与された薬物成分が血管に入り、循環血液中に移行する過程。

皮膚や粘膜、肝臓を経て血流へ

血管

タンパク質

遊離型の薬物のみ
血管外へ移行が可能

[薬物代謝]
吸収された薬物成分を体内から排泄しやすくするために分解・合成する過程。おもに肝臓で行われます。

肝臓において無毒化・水溶性化など

腎臓を経て不要物は尿とともに排泄

[排泄]
体内の薬物成分が体外へ排出される過程。おもに腎臓から尿によって排泄されるほか、便や汗、呼気などとともに排出されます。

[分布]
目的の部位に到達した薬物成分が、血管の外に出て組織・細胞へと移行する過程。

❸ 血中濃度と半減期

投与され、**血液に溶け込んだ薬物成分の濃度**が 血中濃度 です。血中濃度が高すぎれば効果や副作用が強く現れ、低ければ期待される効果が現れません。適正な血中濃度が一定時間維持されることが重要です。血中に入った**薬物の濃度は少しずつ上昇し、ある時点で最も高い濃度**となります。このときの薬物の血中濃度を 最高血中濃度、そこに至るまでの時間を 最高血中濃度到達時間 といいます。その後、血中濃度は代謝や排泄によって徐々に低下します。**血中濃度が最大血中濃度の半分になるまでの時間**を 生物学的半減期 とよびます。この**生物学的半減期が長い薬物ほど持続的に作用する薬物**といえます。薬物をより有効かつ安全に用いるために血中濃度の観察は重要です。**血中濃度を測定し、薬物の投与時間や用量を管理すること**を 薬物血中濃度モニタリング（TDM）とよびます。TDMが重要となる代表的な薬物として気管支拡張薬の テオフィリン や強心薬の ジギタリス、抗生物質の バンコマイシン などがあります。

➡ **有効血中濃度**
投与された薬物が有効に作用するために必要な血中濃度のこと。

❹ 耐性と依存

薬物を継続的に使用することで 耐性 や 薬物依存 など、さまざま反応が出現します。

①耐性

薬物を長期間連用することで生体が薬物に対する抵抗性をもち、薬物への感受性が減弱することを 耐性 といいます。耐性は、継続的な投与により作用部位の受容体が変化することなどによって生じます。投与を開始した頃と同様の効果を期待するには、投与量を増やす必要があります。またある薬物に対する耐性が生じた場合、**同じような成分、化学構造をもつ薬物に対しても耐性を示します**。これを 交差耐性 とよびます。

②薬物依存

一方、長期にわたる薬物の使用により、**薬物に対して抑えきれない強い欲求が生じること**を 薬物依存 といいます。薬物の使用を中止することで 禁断症状（退薬症状）が出現することが特徴で、そのうち精神的な不安定や幻覚などが出現することを 精神的依存、発汗や振戦（ふるえ）、動悸、血圧変動などの身体症状が出現することを 身体的依存 といいます。

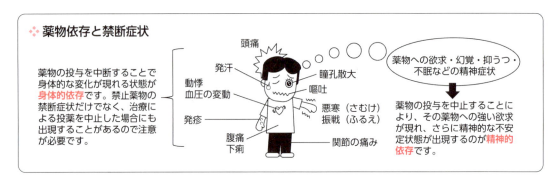

薬物依存と禁断症状

❺ 薬物の効果に影響する因子

同一の薬物を**同じ方法、同じ用量で投与したとしても効果が同じとは限らず、多くの場合個人差があります**。また同一人物でも時として効果に差がみられることがあります。このように薬物の効果に影響が現れる要因としては、年齢や性別、体調、妊娠、体質、遺伝的な要因などがあります。
例えば 小児 は**薬物の代謝・排泄能力が不十分**な上に成人と比べ体液量の割合も多いため、効果に違いがみられます。また代謝機能の低下する 高齢者 では、成人に比べ効果が現れやすい傾向もあります。薬物の量はかならず処方された用量や服用方法を守り、適切に使用することが不可欠です。

➡ **高齢者の薬物効果**
加齢により肝臓の代謝機能や腎臓の排泄機能が低下することで薬物代謝が遅れたり、薬物成分の排泄が減少し、薬物の血中濃度は下がりにくくなります。また筋肉量も低下して脂溶性薬物が蓄積されやすくなり、薬効が強く現れることがあります。

16

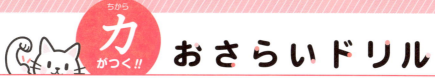

おさらいドリル

1 つぎの文章を読み、正しいものには○、誤っているものには×を書きましょう。

（1）舌下投与は、経口投与の一種である。　　　　　　　　　　　　　［　　　　］

（2）静脈注射は、筋肉内注射よりも効果の出現が速い。　　　　　　　［　　　　］

（3）血管の外へ移行できるのは、タンパク質と結合している薬物だけである。［　　　　］

（4）薬物代謝のはたらきは、おもに肝臓が担っている。　　　　　　　［　　　　］

（5）退薬症状は、精神的なもの以外に身体的に現れることもある。　　［　　　　］

2 空欄にあてはまる語句を書きましょう。

（1）肝臓で受ける薬理作用の減弱を ＿＿＿＿＿＿＿＿ とよぶ。

（2）バイオアベイラビリティとは、＿＿＿＿＿＿＿＿ 率のことである。

（3）投与された薬物の血中濃度が最も高くなるまでの時間を ＿＿＿＿＿＿＿＿ 時間という。

（4）薬物に対して生体が抵抗性をもち、感受性が減弱することを ＿＿＿＿＿＿＿＿ という。

（5）長期の薬物使用により、薬物に対して強い欲求が生じる状態を ＿＿＿＿＿＿＿＿ という。

3 つぎの設問に答えましょう。

（1）体内動態における分布とは、どのような過程をいうか。

（2）TDMとは、何を意味するか、簡潔に説明しなさい。

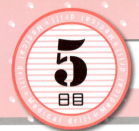

5日目 抗感染症薬って何だろう

学習のポイント
生体の内外には無数の微生物が存在し、それらはときに生体にとって悪影響を及ぼすことがあります。微生物によって引き起こされるさまざまな疾患を感染症といいます。微生物の種類を整理しながら、それぞれに効果のある抗感染症薬について学びましょう。

❶ 抗感染症薬とは？

生体内に存在する微生物や、外界（大気、水、土壌、ヒトも含む動物、植物など）に存在する微生物が体内に侵入して定着し、増殖することで生じる疾患を総称して**感染症**といいます。感染症を引き起こす原因となる病原微生物は、その種類によって**細菌、真菌、原虫、ウイルス**などに大きく分けられます。これらの病原微生物はその構造も性質も異なるため、それぞれの**病原微生物に合わせて選択された医薬品を使用しないと効果が発揮されません**。病原微生物による感染症に対して有効な医薬品を**抗感染症薬**といい、対応する病原微生物によって**抗菌薬**や**抗生物質、抗真菌薬、抗原虫薬、抗ウイルス薬**などに分類されます。

❷ 抗菌薬

➡エバーメクチン
日本の大村智教授により発見された、放線菌の一種が産生するエバーメクチンも抗生物質のひとつです。寄生虫症への著しい効果が認められ、大村教授は2015年にノーベル生理学・医学賞を受賞しました。

単細胞生物の一種である細菌は、ヒトにとって**有害な病原性のものや、体内に常在する有益なものなど**さまざまです。病原性の細菌に対して効果を示す抗感染症薬を**抗菌薬**といい、大きく**抗生物質**と**合成抗菌薬**に分けられます。抗生物質は、**抗菌作用を示す物質のうち微生物が産生するもの**をいい、化学的に合成された抗菌薬と区別されます。世界初の抗生物質である**ペニシリン**は微生物である青かびが産生する物質で、イギリスの細菌学者である**フレミング**により発見されました。他の微生物の増殖を抑えるはたらきをもつ抗生物質ですが、**抗がん薬**として効果を発揮するものもあります。

抗菌薬は細菌の細胞膜を破壊したり、細胞膜の外側にある細胞壁の合成を阻害したり、細胞内で行われるタンパク質やDNAの合成を阻害するなどして、細菌を死滅させたり（**殺菌作用**）、細菌の増殖を抑制する（**静菌作用**）ことで効果を発揮します。

❖ 抗菌薬の作用機序

核酸合成阻害
生命の元となる**核酸**（**DNA**や**RNA**）の合成を阻害することで細菌を死滅させます。

細胞膜
細胞質をおおう膜。細胞内外の物質のやり取りが可能な半透膜です。

細胞壁
細菌や真菌、植物などの細胞にみられる細胞膜の外側を覆う構造。

核酸
遺伝子をしまい込んでいるDNAやRNA。分裂・増殖するときに複製されます。

鞭毛（べんもう）
細菌のもつ運動器官。鞭毛により推進力を生み出し、移動することができます。

リボソーム
タンパク質の合成に関わる小器官。

細胞膜機能阻害
細胞膜を破壊することで細胞内の物質が流出し、細菌が死滅してしまいます。

細胞壁合成阻害
細胞壁の合成を妨げることで細胞が形状を維持できなくなり死滅します。

葉酸合成阻害
細胞や細菌の増殖に必要な**葉酸**の合成を阻害することで細菌の増殖を抑制します。

タンパク質合成阻害
タンパク質の合成に関与する**リボソーム**に結合し、そのはたらきを阻害することで細菌の成育を抑制します。

抗菌薬＝さまざまな作用で細菌を死滅させたり、増殖を抑制する医薬品

①選択毒性
　微生物の細胞の構造とヒトの細胞の構造は異なります。この違いにより、抗菌薬はヒトには無害で、**細菌だけを狙って効果的に毒性を発揮**することができます。これを選択毒性といいます。
②最小発育阻止濃度
　細菌の増殖を抑えることのできる抗菌薬の最小濃度を最小発育阻止濃度（MIC）といいます。細菌に対する効果の強さを表し、**この値が低いほど強い抗菌力をもちます。より有効な抗菌薬を選択するために**MICを調べることを感受性テストといいます。
③薬剤耐性
　継続的に使用された抗菌薬に対して**細菌が抵抗性を示し、抗菌薬の効果が減弱すること**を薬剤耐性といいます。ある抗菌薬に対して薬剤耐性を示した細菌を耐性菌とよびます。耐性菌は、成分や化学構造の類似した抗菌薬にも同様に耐性を示すようになります。

➡感受性テスト
薬剤感受性試験ともいい、有効な抗菌薬を選択するためにMICを測定します。MICの値が大きく、薬剤に対して感受性が低い、すなわち耐性を持つ場合には、R：resistant（耐性）と示されます。

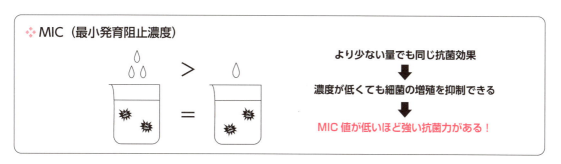

❸ 抗真菌薬

　かびや酵母、きのこなどを総称して真菌といいます。細菌と同じ単細胞生物のものもありますが、細菌より大きく、また**核膜（細胞内にある核をおおう膜）をもたない**原核生物である細菌に対し、核膜をもっているために真核生物として細菌と区別されます。真菌が原因となって起こる感染症（真菌症）に対して効果を発揮する医薬品を抗真菌薬といいます。
　抗真菌薬も抗菌薬と同じように、真菌の細胞膜を傷害したり、細胞壁の合成や核酸の合成を阻害するなどの作用により真菌を死なせることで効果を発揮します。

➡酵母
真菌に分類される単細胞生物の一種で、パンの製造やビール、ワイン等の酒類の醸造などにも用いられます。

❹ 抗原虫薬・抗蠕虫薬

　アメーバやゾウリムシなどの最も原始的な単細胞生物が原虫で原生動物ともよばれます。ヒトに寄生する赤痢アメーバ、トキソプラズマ、膣トリコモナス、マラリア原虫などの原虫類によって引き起こされる感染症に対して効果を発揮する医薬品が抗原虫薬です。
　一方、多細胞からなる線虫や条虫（サナダ虫）、吸虫などの寄生虫を蠕虫といい、これらが原因となって引き起こされる寄生虫症に効果を示す医薬品が抗蠕虫薬とよばれます。

フレミングとペニシリン　Column

　アレクサンダー・フレミングは、殺菌作用をもつ酵素であるリゾチームや、初の抗生物質であるペニシリンを発見したことで知られています。ペニシリンの発見により、1945年にはノーベル生理学・医学賞を受賞したほどの人物ですが、少々おおざっぱな性格でもあったようです。黄色ブドウ球菌の培養をしていた際、その扱いが悪くカビを繁殖させてしまいました。しかし実験失敗かと思いきや、そのカビの周りだけ黄色ブドウ球菌が死滅していることに気がつき、このことがペニシリンの発見につながったのです。

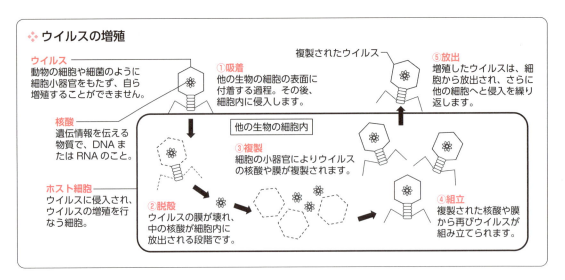

5 抗ウイルス薬

細菌よりもはるかに小さく、電子顕微鏡でなければ見ることのできない微生物が**ウイルス**で、核酸（DNAとRNA）とタンパク質で構成されます。ウイルスは核酸としてDNAをもつ**DNAウイルス**とRNAをもつ**RNAウイルス**に大別されます。生物をなす最小単位である細胞としての構造や機能をもたないために、正確には生物ではありません。そのため細胞のように**自ら増殖することはできませんが、ほかの生体の細胞に入り込み、その細胞の力を利用することによって増殖**し、ウイルス感染症を引き起こします。

ウイルスによる感染症に対しては、ウイルスに対して効果を発揮する**抗ウイルス薬**が適用されます。生物である細菌とは構造も性質も異なるため、**抗菌薬では効果がありません**。またウイルスの種類によってインフルエンザウイルスには**抗インフルエンザウイルス薬**、ヘルペスウイルスには**抗ヘルペスウイルス薬**、AIDS（エイズ：後天性免疫不全症候群）の原因であるHIV（ヒト免疫不全ウイルス）には**抗HIV感染症薬**といったように、原因となるウイルスごとに異なる抗ウイルス薬が用いられます。

➡ **核酸**
細胞の核内に存在し、遺伝に関与する物質が核酸で、DNA（デオキシリボ核酸）とRNA（リボ核酸）の2種類があります。

➡ **エイズ**
HIVによる感染症がエイズで、ヒトのもつ免疫力が著しく低下するため、病気に罹患しやすくなります。HIV感染者が、エイズ指標疾患とよばれる23種類の疾患にあてはまるとエイズを発症したことになります。

おもな抗ウイルス薬

分類	特徴	おもな医薬品
抗ヘルペスウイルス薬	口唇ヘルペスなどの原因となる単純ヘルペスウイルスや、帯状疱疹（ほうしん）の原因となる水痘・帯状疱疹ウイルスなどに効果があります。	アシクロビル、バラシクロビル、ビダラビンなど
抗インフルエンザ薬	インフルエンザウイルスは大きくA型・B型・C型の3種類に分けられ、それぞれに効果的な抗インフルエンザ薬を用います。	ザナミビル、オセルタミビル、ペラミビル、ラニナミビルなど
抗B型肝炎ウイルス薬	おもに血液を介して感染するB型肝炎ウイルスの治療薬です。針刺し事故などで医療従事者の感染も多くみられます。	ラミブジン、エンテカビルなど
抗C型肝炎ウイルス薬	B型肝炎と同じく、多くが血液を介して感染するC型肝炎ウイルスへの治療薬です。	リバビリン、インターフェロンなど
抗サイトメガロウイルス薬	ヘルペスウイルスの仲間であるサイトメガロウイルスに効果があります。サイトメガロウイルスによる感染は多くの場合不顕性（症状がでない）ですが、発症すると免疫力の低下やときに肺炎や肝炎などを引き起こすこともあります。	ガンシクロビル、ホスカルネットナトリウムなど
抗HIV感染症薬	後天性免疫不全症候群（AIDS）の原因ウイルスであるHIV（ヒト免疫不全ウイルス）に対して用いられます。	逆転写酵素阻害薬（ジドブジン＝別名アジドチミジンなど）、プロテアーゼ阻害薬（サキナビルなど）など

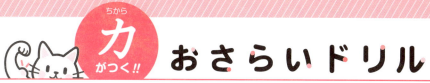

1 つぎの文章を読み、正しいものには○、誤っているものには×を書きましょう。

（1）抗感染症薬は、目的とする微生物の種類によって選択される。　［　　　］

（2）すべての細菌は、ヒトにとって有害である。　［　　　］

（3）ある抗菌薬に耐性を示した細菌は、類似した抗菌薬にも耐性を示す。　［　　　］

（4）MICが低いほど強い抗菌力をもつ抗菌薬といえる。　［　　　］

（5）インフルエンザには抗原虫薬を用いる。　［　　　］

2 空欄にあてはまる語句を書きましょう。

（1）＿＿＿＿＿＿＿＿＿＿は、世界初の抗生物質である。

（2）抗菌薬が細菌の増殖を抑える作用を＿＿＿＿＿＿＿＿＿＿作用という。

（3）抗菌薬が細菌だけを狙って毒性を発揮することを＿＿＿＿＿＿＿＿＿＿毒性という。

（4）かびや酵母などを総称して＿＿＿＿＿＿＿＿＿＿とよぶ。

（5）ウイルスは、DNAウイルスと＿＿＿＿＿＿＿＿＿＿ウイルスに大別される。

3 つぎの設問に答えましょう。

（1）抗生物質とは何か、簡潔に説明しなさい。

（2）MICとは何を意味するか、簡潔に説明しなさい。

※答えはP.72からの解答を参照

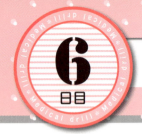

6日目 抗がん薬について知ろう

学習のポイント
がんの根治薬はまだありませんが、さまざまな作用によってがん細胞の増殖を抑える薬が次々と開発されてきています。その強い作用のため、副作用も強く現れるのが抗がん薬の特徴です。どのような副作用があるかを整理しておきましょう。

❶ 抗がん薬とは？

遺伝子に変異の生じた細胞が、周囲の細胞と調和せずに無秩序な分裂を繰り返し、無限に増殖して形成される集合体が<ruby>腫瘍<rt>しゅよう</rt></ruby>です。腫瘍は大きく良性腫瘍と悪性腫瘍に分けられ、そのうち悪性腫瘍のことをがんといいます。悪性腫瘍の治療法としては、外科的手術、放射線を照射する放射線療法、そして、医薬品を使用する化学療法があります。悪性腫瘍の治療に用いられる医薬品を抗悪性腫瘍薬＝抗がん薬といい、原因となるがん細胞の増殖を抑制したり、死滅させる作用を発揮します。根本的な治療目的以外にも手術前に腫瘍を小さくして切除しやすくしたり、術後の転移や再発を防いだりするなど、補助的に使用されることもあります。

がんは、長くわが国の死因の第1位を占める疾患です。そのため、がんの原因や治療法を探り、それを克服するための研究は日進月歩で、新たな作用を示す抗がん薬も数多く開発されてきています。

➡ **アジュバント療法**
外科的手術などにより腫瘍を治療する際、その治療をより効果的にするために、抗がん薬を用いて補助的な治療を行うことがあります。そのうちおもに術後のがんの転移や再発を予防するために行うのがアジュバント療法、手術前にがんを小さくして切除しやすくすることをネオアジュバント療法といいます。

➡ **死因**
最近の統計でもわが国の死因の第1位はがんで、死因全体のおよそ3割を占めています。3.5人に一人はがんで亡くなる計算です。がんのつぎには、心疾患、肺炎、脳血管障害などの疾患が続きます。

悪性腫瘍と抗がん薬

 → 遺伝子に突然変異が生じた細胞が無秩序に分裂し、無限に増殖することで形成される集合体を腫瘍といいます。そのうち悪性腫瘍ががんです。

→ がん細胞

↑ 抗がん薬

→ 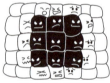 無限に増殖し、正常な細胞の機能を障害するため、生体に大きな悪影響を及ぼします。

[がん細胞の特徴]
・周囲の正常な細胞と調和しない。
・無秩序、無限に増殖する。
・発生部位と別の器官に転移する。
⇩
身体への悪影響が大きい！

がん細胞を破壊したり、がん細胞の増殖を抑制するなどの作用により、悪性腫瘍（がん）を攻撃し、治療するための医薬品が抗がん薬です。

❷ 抗がん薬の作用と効果

多くの抗がん薬は、細胞のもつ増殖能力を抑制する作用を利用しています。細胞のもつ増殖能力を妨害することで細胞を傷害する性質を細胞毒性といいます。

正常な細胞は分裂・増殖を繰り返して組織や器官をつくり、一定の成長をとげると増殖を止めます。病気や老化などにより細胞が死ぬと、それを補うように細胞は再び増殖します。正常細胞のこのようなはたらきは秩序的に行われています。しかしがん細胞はこの秩序から<ruby>逸脱<rt>いつだつ</rt></ruby>しているため、無秩序に分裂や増殖を繰り返します。そのためこの<ruby>旺盛<rt>おうせい</rt></ruby>な分裂・増殖の能力を阻害することは、がん細胞にとって大きなダメージとなるのです。ただし多くの場合、がん細胞を攻撃する強い作用をもつ抗がん薬は、正常な細胞に対しても悪い影響を及ぼしてしまいます。抗がん薬については、その作用や効果と同時に、使用した場合のデメリットもしっかりと学ぶ必要があります。

➡ **アポトーシス**
正常な発達や成長を維持するために、不要な細胞や異常の生じた細胞が自発的に死ぬことをアポトーシスといいます。日常的に生まれるがん細胞もアポトーシスによって死がもたらされ、増殖を未然に防いでいます。

22

❖ 抗がん薬の作用とデメリット

[デメリット]
正常な細胞まで攻撃してしまう強い作用をもつため、
生体にとって悪い影響＝副作用が強く出現！

がんに侵された組織

正常な細胞

抗がん薬で
正常な細胞も
やられてしまう！

細胞傷害
増殖抑制

抗がん薬

がん細胞

---

③ 抗がん薬の副作用

　細胞毒性をもつ多くの抗がん薬は、がん細胞だけでなく正常な細胞に対しても強い攻撃力を発揮し傷害してしまうため、あらゆる副作用が出現します。なかでも血球のもととなる造血幹細胞や、頻繁に再生を繰り返す毛根細胞、消化管粘膜などの活動的な細胞は、とくに**抗がん薬の作用を受けやすく、副作用が顕著に出**現してしまいます。

①血液に現れる副作用

　血液中の赤血球や白血球、血小板などの血球は、骨髄に存在する造血幹細胞が分化してつくられます。抗がん薬はこの造血幹細胞に対しても強い傷害性を示すため、さまざまな副作用が現れます。**抗がん薬による骨髄の機能低下を骨髄抑制**といいます。骨髄抑制が起こると、病原菌などの異物から身体を守る**免疫機構を**担う白血球の減少により免疫力が低下して感染症にかかりやすくなったり、酸素の運搬を担う赤血球中に存在するヘモグロビンの減少による貧血、止血を担う血小板の減少による出血傾向などの症状が出現します。

②消化器に現れる症状

　抗がん薬は正常細胞まで攻撃してしまうため、生体にとってはいわば異物です。抗がん薬により消化管細胞が刺激されるとそれを吐き出そうとして脳の嘔吐中枢が機能し、**強い吐き気が起こります。**抗がん薬による吐き気を抑えるために制吐薬が併用されますが、その副作用により便秘になることもあります。また抗がん薬によって腸の運動も亢進し、早急に**便として排出しようとして**下痢が起こることがあります。

③毛髪に現れる症状

　がん細胞と同じように活発な増殖を示す毛根細胞も抗がん薬による傷害を受けやすく、その結果、多くの場合投薬から2〜3週間程度で脱毛がみられます。ただし**脱毛は一時的な現象**であり、治療を終えると再び発毛の機能は回復し、元に戻ります。

④そのほか

　薬物成分の代謝を担う肝臓も抗がん薬の影響による傷害を受けやすく、重症な場合は肝細胞の壊死による肝不全を引き起こします。また**薬物の排泄を担う**腎臓や尿路が傷害されることにより最悪の場合は腎不全を起こすこともあります。さらに心臓への毒性による不整脈、神経系・筋への毒性によるしびれや運動障害、味覚障害、口内炎など多くの副作用が現れます。

➡骨髄

骨の内部を満たす軟組織が骨髄です。骨髄に存在する造血幹細胞が分化することで、血球（赤血球、白血球、血小板）がつくられます。

➡嘔吐中枢

嘔吐の中枢を担う器官が延髄です。延髄は嚥下や呼吸、循環機能などの中枢も担う重要な器官です。

❖ 骨髄抑制

抗がん薬

抗がん薬が骨髄にも作
用し、骨髄に存在する
造血幹細胞にも悪影響
が現れます。

すべての血球の元で
ある造血幹細胞が傷
害され、正常な血球
の産生能力が損なわ
れます。

・赤血球の減少による貧血
・白血球の減少による免疫力低下
・血小板の減少による出血傾向
などの症状が出現します。

4 抗がん薬の種類

抗がん薬はその作用によっていくつかの種類に分類され、それぞれのがん細胞の特性に合わせた薬が選択され治療に用いられます。抗がん薬にはつぎのようなものがあります。

①アルキル化薬
アルキル基とよばれる炭素と水素の結合物をがん細胞の**DNA**に付着させることで**DNAの複製を抑制し、がん細胞を増殖させない**ように作用するのがアルキル化薬です。代表的なものとしてシクロホスファミドやブスルファンなどがあります。

②代謝拮抗薬
がん細胞がDNAを合成する際に必要とする物質と**化学構造が類似している物質を代わりに取り込ませる**ことにより、がん細胞の代謝を阻害して、増殖を抑制するのが代謝拮抗薬です。代表的な代謝拮抗薬としてにメトトレキサート、ゲムシタビン、フルオロウラシルなどがあります。

③抗がん性抗生物質
真菌などの微生物が産生する物質からつくられた抗がん薬で、がん細胞の細胞膜を破壊したり、DNAまたはRNAの複製・合成を阻害することで抗悪性腫瘍作用を発揮します。ドキソルビシンやブレオマイシン、アクチノマイシンD、マイトマイシンCなどがあります。

④植物アルカロイド
強い毒性のある植物成分を使用した抗がん薬が植物アルカロイドです。代表的なものとしてエトポシドやパクリタキセル、ビンクリスチンなどがあります。

⑤プラチナ製剤
化学構造にプラチナ（白金）をもつ抗がん薬をプラチナ製剤（白金錯化合物）といい、がん細胞のDNA合成を阻害したり、がん細胞を自ら死滅させるように作用します。代表的なプラチナ製剤にシスプラチンやオキサリプラチンなどがあります。医薬品名にプラチンとつくのが特徴です。

⑥分子標的薬
がん細胞の性質を分子レベルでとらえ、**がん細胞だけを標的として作用**するようにつくられたが抗がん薬が分子標的薬です。**正常細胞を傷害しないことで副作用を抑える**のが目的ですが、まだ副作用もみられ、今後さらに研究が必要です。代表的なものにトラスツズマブ、リツキシマブ、ゲフィチニブなどがあります。

⑦ホルモン剤
がん細胞の増殖に関与するホルモンの分泌を抑制する作用をもつのがホルモン剤で、乳がんや前立腺がんなどの治療に使用されます。乳がんに使用されるタモキシフェンや前立腺がんに使用されるビカルタミド、悪性リンパ腫に使用されるプレドニゾロン（リンパ球の分裂を抑制し、炎症を抑える作用をもつため、抗炎症薬や免疫抑制薬などとしても幅広く使われます）などがあります。

⑧生物学的応答調節剤
身体のもつ自然な防御システムである**免疫反応を活性化させる**ことによって悪性腫瘍の治療を行う抗がん薬が生物学的応答調節剤で、ニボルマブなどがあります。

➡ニボルマブ

悪性黒色腫（皮膚がんの一種）の治療薬として期待されるニボルマブ（商品名オプジーボ）の登場により、免疫療法は飛躍的に進歩しました。その後、肺がんや腎細胞がんにも有効として承認され、投与対象となる患者も増えましたが、一方で極めて高額な薬価（年間3,500万円ともいわれました）も問題となり、厚生労働省から中医協へ薬価の引き下げが提案されました。

❖ 生物学的応答調整剤

生物学的応答調節剤 ⇒ 免疫力＝自然治癒力を高めてがん細胞を攻撃する医薬品

がん細胞を直接攻撃するのではなく、がん細胞などの異物を攻撃する生体防御システム（免疫）の主役であるリンパ球などを強化します。

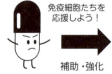
免疫細胞たちを応援しよう！
補助・強化

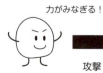
力がみなぎる！
攻撃

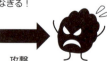
免疫細胞たちの攻撃力が急に強くなったぞ！

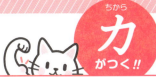

おさらいドリル

1 つぎの文章を読み、正しいものには○、誤っているものには×を書きましょう。

（1）抗がん薬は、外科手術の前に補助的に利用されることもある。　[　　]

（2）肝臓は抗がん薬によるダメージを受けにくい。　[　　]

（3）抗がん薬による脱毛が、治療後に回復するのは困難である。　[　　]

（4）吐き気や嘔吐は抗がん薬の代表的な副作用である。　[　　]

（5）抗がん薬として効果を示す抗生物質がある。　[　　]

2 空欄にあてはまる語句を書きましょう。

（1）抗がん薬は、＿＿＿＿＿＿＿＿＿＿腫瘍＝がんに対して用いられる。

（2）抗がん薬が細胞を傷害する性質を細胞＿＿＿＿＿＿＿＿＿＿という。

（3）強い毒性をもつ植物成分からつくられる抗がん薬が植物＿＿＿＿＿＿＿＿＿＿である。

（4）＿＿＿＿＿＿＿＿＿＿製剤は、化学構造に白金をもつ。

（5）アルキル基によりがん細胞のDNA複製を抑制する抗がん薬を＿＿＿＿＿＿＿＿＿＿薬という。

3 つぎの設問に答えましょう。

（1）骨髄抑制とは何か、簡潔に説明しなさい。

（2）分子標的薬とは、どのような抗がん薬のことをいうか。

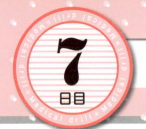

抗炎症薬・抗ヒスタミン薬・抗アレルギー薬

学習のポイント　この章では、まず免疫の基本的な知識や炎症、アレルギーなどの理解が必要になります。それぞれの知識を合わせて学習しましょう。同じような効果を示す薬でも、作用の起こるしくみによって分類されます。整理して覚えましょう。

❶ 炎症とアレルギー

　有害な刺激や特定の物質、病原微生物などの異物を非自己であると認識し、それを排除しようとしてはたらく生体の機能が**免疫**です。リンパ球などの白血球のはたらきによる免疫機構が発動したとき、その結果として現れる反応が**炎症**です。異物を排除して、身体を正常に戻そうとするために起こる反応ですが、**発赤**や**発熱**、**腫脹**、**疼痛**といった不利益も生じます。また身体を守ろうとする免疫ですが、ときに**それほど有害ではない異物に対して必要以上に反応を示し、かえって身体に悪影響を及ぼす**こともあります。これが**過敏症**ともよばれる**アレルギー**です。

❷ オータコイドとケミカルメディエーター

　生体内には、細胞同士の情報伝達の役割をもつ多くの物質が存在しています。**アセチルコリン**など**神経細胞同士の情報伝達を担う神経伝達物質**や、**インスリン**、**カルシトニン**といったホルモンなどがその代表です。これらの物質のうち、**神経伝達物質とホルモン以外の物質は**オータコイドとよばれます。そしてオータコイドのうち、**炎症やアレルギー反応の情報を伝達するものをとくに**ケミカルメディエーターといいます。炎症やアレルギー反応にはケミカルメディエーターが深くかかわっています。炎症やアレルギー反応が起きたとき、**好塩基球**や**肥満細胞**といった細胞に貯蔵されている**ヒスタミン**や**セロトニン**、**ブラジキニン**などのケミカルメディエーターが遊離されます。これらは**血管の透過性を亢進**させて血管内の白血球を炎症部位に移動させたり、**血管を拡張**させて血流を増やすなどの作用を示します。異物を排除したり組織を修復するために必要な作用ですが、その結果として炎症やアレルギー反応が現れます。すなわち、**ケミカルメディエーターの作用を抑制したり、そのはたらきを阻害することで炎症やアレルギーを抑える**ことができるのです。

➡ **肥満細胞**
マスト細胞ともよばれる細胞で、マクロファージなどと同様に血管から出て組織中に存在します。ヒスタミンなどを産生し、炎症反応やアレルギー反応に関与します。

➡ **遊離**
化合物からある物質が切り離されること。

❖ ケミカルメディエーター

オータコイド
さまざまな薬理作用を発揮する生理活性物質のうち、神経伝達物質、ホルモン以外の物質を総称して**オータコイド**といいます。ケミカルメディエーターもその1つです。

ケミカルメディエーター
おもに炎症やアレルギー反応の情報伝達に関与するはたらきをもちます。

細胞 → 　 → 細胞

炎症や免疫反応がきっかけとなり細胞から遊離し、別の細胞へと炎症反応に関する情報を伝達します。

情報の伝達を受けた部位では、血圧の変動や痛み、発熱といった症状、アレルギー反応の発現などがみられます。

神経伝達物質
神経細胞のシナプスから分泌され、神経細胞同士の情報伝達を行ないます。

両方の性質をもつものや、またオータコイドの中にも神経伝達物質やホルモンと同様の扱いをされるものもあり、その境界はあいまいです。

ホルモン
内分泌機能をもつ細胞から血液中にそのまま分泌され、血液により運ばれるのが特徴です。

❸ 抗炎症薬

炎症が起きたときに、それを抑える医薬品が抗炎症薬です。抗炎症薬は、大きく**ステロイド系抗炎症薬**と**非ステロイド系抗炎症薬**に分けられます。

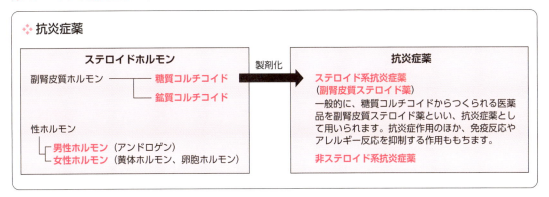

①ステロイド系抗炎症薬

副腎や生殖腺において、**コレステロール**からつくられるホルモンを**ステロイドホルモン**とよび、副腎皮質から分泌される**糖質コルチコイド**と**鉱質コルチコイド**、生殖腺から分泌される**性ホルモン**（男性ホルモン、**卵胞ホルモン**、**黄体ホルモン**）などがあります。そのうち、おもに医薬品として利用されるのは、**抗炎症作用、抗アレルギー作用、免疫抑制作用、糖質・脂質・タンパク質の代謝作用などをもつ糖質コルチコイド**で、**副腎皮質ステロイド薬**とよばれます。副腎皮質ステロイド薬は、多くの炎症性の疾患やアレルギー性疾患、自己免疫性疾患、白血病などで使用されます。代表的なものに**プレドニゾロン**があります。

ただし副腎皮質ステロイド薬の使用によって、脂肪が沈着して顔が丸くなる症状（満月様顔貌：ムーンフェイス）、肥満、浮腫、骨粗しょう症、糖尿病、消化性潰瘍など**多くの副作用もみられる**ため、使用には注意が必要です。また**長期の使用により副腎のもつホルモン分泌機能を低下させる**ことがあり、そのため使用を急に中断することによって副腎の機能不全を引き起こす危険もあります。

②非ステロイド系抗炎症薬

ステロイド系以外の抗炎症薬を**非ステロイド系抗炎症薬**といい、抗炎症作用のほか、鎮痛作用、解熱作用、抗血小板凝集作用などを示します。ステロイド系抗炎症薬にくらべ、副作用が少ないのが特徴です。おもな非ステロイド系抗炎症薬には、つぎのようなものがあります。

- **アスピリン**：抗炎症作用、鎮痛、解熱作用をもちます。抗血小板凝集作用により**心筋梗塞・脳梗塞**の再発防止にも用いられます。
- **インドメタシン**：強い抗炎症作用をもち、解熱や鎮痛、腰痛、関節痛のほか、**痛風発作**にも使用します。副作用として**胃腸障害**が現れます。
- **メフェナム酸**：頭痛、生理痛、歯痛、神経痛などに使用されますが、下痢や嘔吐などの**消化器症状**や**眠気、めまい**などの副作用がみられます。またインフルエンザ脳症の発症が増えるため、**小児のインフルエンザに伴う発熱には使用できません**。
- **イブプロフェン**：解熱・鎮痛作用、抗炎症作用が強いため、**関節リウマチ**や**関節炎**、**捻挫**などに使用されます。即効性を有しながら副作用も少ない医薬品です。

Column

プロスタグランジン

プロスタグランジンは、**子宮収縮**、**胃粘膜の血流保持**と**粘膜の保護**、**腎臓の組織の保護**などのはたらきをもつオータコイドであると同時に、**炎症反応にも関与する強力な発痛因子**です。非ステロイド系抗炎症薬は、**プロスタグランジンの合成を阻害する**ことにより、鎮痛作用を示します。

➡ **糖質コルチコイド**
副腎皮質から分泌され、糖新生や血糖の上昇、炎症抑制などの作用をもちます。

➡ **鉱質コルチコイド**
副腎皮質から分泌され、尿による電解質排泄を調節することで血圧上昇作用を発揮します。

➡ **性ホルモン**
男性的な成長に関わる男性ホルモン（アンドロゲン）と、妊娠の維持に作用する黄体ホルモン（プロゲステロン）、女性的な成長に作用する卵胞ホルモン（エストロゲン）が性ホルモンです。

➡ **自己免疫性疾患**
免疫の異常により、自身の正常な細胞に対して過剰な免疫反応が起こり、生体に不利益が生じる疾患のこと。

➡ **痛風**
血液中の過剰な尿酸がナトリウムと結合し、尿酸塩という結晶となって関節などに沈着した状態。沈着部位を白血球が攻撃することで炎症が起こり、強い痛みを感じます。

➡ **関節リウマチ**
全身の臓器に存在する結合組織の1つである膠原（こうげん）線維に炎症が発生する病態の総称を膠原病といい、そのうち関節に炎症が起きる病態を関節リウマチといいます。

④ 抗ヒスタミン薬

　ヒスタミンは肥満細胞などに存在するケミカルメディエーターで、アレルギーや炎症反応によって肥満細胞から遊離されて、血圧降下や血管の拡張・透過性亢進、平滑筋収縮、腺分泌（胃酸など）の促進といった多くの薬理作用を引き起こします。

　ヒスタミンが作用を発揮するために結合する受容体にはH_1受容体とH_2受容体の2種類があります。そのうちH_1受容体と結合することで、遊離したヒスタミンと受容体が結合するのを阻害して作用を抑制するのがH_1受容体拮抗薬（またはH_1受容体遮断薬）です。H_1受容体拮抗薬には、早期に開発されたジフェンヒドラミンやクロルフェニラミンなどの第1世代H_1受容体拮抗薬や、後期に開発され、眠気などの中枢神経抑制作用が軽減されたエバスチンやアゼラスチンなどの第2世代H_1受容体拮抗薬があります。肥満細胞からヒスタミンが遊離されるのを抑制する作用も発揮する第2世代H_1受容体拮抗薬は、抗アレルギー薬ともよばれます。またH_1受容体拮抗薬には、抗ヒスタミン作用のほかに、鎮静・催眠作用、制吐作用、抗コリン作用（口渇、排尿障害、便秘、緑内障の悪化など※P.35参照）があります。

　一方、H_2受容体に結合するH_2受容体拮抗薬は、消化管の潰瘍などの治療に使用されるため、通常はH_1受容体拮抗薬のことを抗ヒスタミン薬とよびます。

➡肥満細胞
全身の粘膜や結合組織などに存在し、マスト細胞ともよばれます。炎症や免疫反応などの生体防御機構に重要な役割をもつ一方で、アレルギーや炎症の発生に伴い、ヒスタミンを放出します。

➡ヒスタミン
生理活性物質の一種で、かゆみや痛みの伝達、血管平滑筋の弛緩、血管透過性の亢進、平滑筋の収縮、腺分泌促進などの薬理作用に関与します。

抗ヒスタミン薬の作用機序

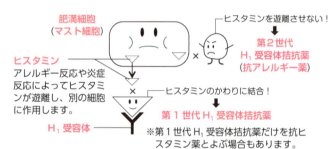

⑤ 抗アレルギー薬

　アレルギーの治療や長期的な管理に用いられる医薬品を抗アレルギー薬といい、第2世代H_1受容体拮抗薬のほかに、トロンボキサンA_2阻害薬やケミカルメディエーター遊離抑制薬、抗ロイコトリエン薬などがあります。

①トロンボキサンA_2阻害薬

　トロンボキサンA_2は血管や気管支を収縮させる作用をもつケミカルメディエーターで、喘息などのアレルギー性疾患を誘発します。トロンボキサンA_2阻害薬にはトロンボキサンA_2の産生を抑えるトロンボキサンA_2合成酵素阻害薬と、トロンボキサンA_2の受容体に拮抗し、作用を抑えるトロンボキサンA_2拮抗薬があります。

②ケミカルメディエーター遊離抑制薬

　ケミカルメディエーターが細胞から遊離するのを抑制することで炎症やアレルギーの発生を抑えるのがケミカルメディエーター遊離抑制薬です。ヒスタミンが肥満細胞から遊離するのを抑制する作用をもつ第2世代H_1受容体拮抗薬もケミカルメディエーター遊離抑制薬に含まれます。

③抗ロイコトリエン薬

　ロイコトリエンは、気道の炎症細胞で産生、遊離されるケミカルメディエーターで、強い気管支平滑筋収縮作用をもちます。このロイコトリエンを阻害するのが抗ロイコトリエン薬で、モンテルカストやプランルカストなどがあります。

力がつく!! おさらいドリル

1 つぎの文章を読み、正しいものには○、誤っているものには×を書きましょう。

（1）ヒスタミンは、血管の透過性を低下させる。 [   ]

（2）ヒスタミンは、血管拡張作用をもつ。 [   ]

（3）抗炎症薬としておもに用いられるのは、鉱質コルチコイドである。 [   ]

（4）アスピリンは、非ステロイド系抗炎症薬である。 [   ]

（5）抗ヒスタミン薬とよばれるのは、H_2受容体拮抗薬である。 [   ]

2 空欄にあてはまる語句を書きましょう。

（1）神経伝達物質とホルモン以外の生理活性物質を総称して ＿＿＿＿＿＿＿＿＿ という。

（2）ヒスタミンは、＿＿＿＿＿＿＿＿＿ 細胞から遊離される。

（3）ステロイドホルモンは、＿＿＿＿＿＿＿＿＿ からつくられる。

（4）糖質コルチコイドは、＿＿＿＿＿＿＿＿＿ から分泌されるホルモンである。

（5）トロンボキサンA_2阻害薬は、抗 ＿＿＿＿＿＿＿＿＿ 薬のひとつである。

3 つぎの設問に答えましょう。

（1）アレルギーとはどのような状態をいうか、簡潔に説明しなさい。

（2）H_1受容体拮抗薬はどのような作用をもつか、簡潔に説明しなさい。

※答えは P.73 からの解答を参照

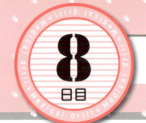

8日目 中枢神経に作用する薬

> **学習のポイント**
> 身体の各器官を制御するのが中枢神経であり、生命を維持するための最も重要な器官です。そのため、中枢神経に作用する薬は多くが厳しい規制の対象となります。どのような状況や症状において用いられるのかを整理しながら覚えていくとよいでしょう。

① 中枢神経と薬

中枢神経をなす脳と脊髄は、情報の処理や分析、全身への指令を行う器官です。中枢神経を構成する数千億個ともいわれる神経細胞同士は、互いに結びつき膨大なネットワークを形成しています。**神経細胞同士の接合部**を**シナプス**といいますが、ここにはわずかなすき間（**シナプス間隙**）が空いています。シナプスから放出される**神経伝達物質**がシナプス間隙を超え、**つぎの神経細胞にある受容体と結びつくことによって情報が伝達**されているのです。アセチルコリンやノルアドレナリン、ドパミンといった神経伝達物質の分泌に異常が起きたり、そのはたらきが不十分だと中枢神経の機能が損なわれ、**うつ病**や**統合失調症**、**てんかん**、**パーキンソン病**などの原因となります。中枢神経に作用する医薬品は、**神経伝達物質と受容体とのやりとりに作用**することで、さまざまな症状を改善させるために用いられます。また痛みや不安などの刺激を遮断する**全身麻酔薬**も中枢神経に作用することで効果を発揮します。

➡ **統合失調症**
神経系の異常により、幻覚や妄想という症状がみられる精神疾患で、かつて精神分裂病とよばれていたこともありました。日本では100人に1人程度が発症するとされる頻度の高い疾患です。

❖ 中枢神経と薬

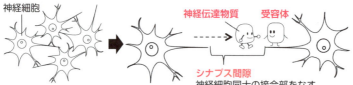

・神経伝達物質の分泌不足
・神経伝達物質の過剰な分泌
・受容体との結合不良
といった原因により、うつ病や、パーキンソン病などの疾患が引き起こされます。
↓
これらの作用を調節するのが
中枢神経作用薬

② 全身麻酔薬

中枢神経に作用し、全身の痛覚や意識、反射などを消失させ、骨格筋の運動を抑制することで**手術可能な状態にする医薬品**を**全身麻酔薬**といい、大きく**吸入麻酔薬**と**静脈麻酔薬**に分けられます。

①吸入麻酔薬

気体化させた麻酔薬を**気道から吸入する**ことで作用を発揮するのが**吸入麻酔薬**です。吸入された麻酔薬の成分は肺へと達し、酸素と同じように血液により運ばれて中枢神経に作用します。呼吸の**換気量を調節することで麻酔の深度をコントロールしやすい**という特徴があります。吸入麻酔薬としては、**亜酸化窒素（笑気）**、**イソフルラン**、**セボフルラン**、**デスフルラン**などがあります。

➡ **笑気**
麻酔で用いる亜酸化窒素は笑気ともよばれます。これは薬の効果によって顔の筋肉が弛緩し、笑ったような表情になることに由来します。

➡ **バランス麻酔**
数種類の麻酔薬を併用する方法。単一の麻酔薬では麻酔の効果が強く現れ、術後の覚醒も遅くなり、調整が難しいため、多くの場合にバランス麻酔が選択されます。

②静脈麻酔薬

静脈注射により静脈に投与して麻酔作用を引き起こすのが**静脈麻酔薬**です。直接血液中に投与するために

30

作用の発現が速く、簡便に処置できるという特徴があります。反面、呼吸により調節できる吸入麻酔薬に比べ、麻酔の深度調節や効果の持続が難しいという点に注意が必要です。静脈麻酔薬としてはプロポフォールやチオペンタール、チアミラール、ミダゾラム、ドロペリドールなどが使用されます。

❸ 催眠薬

不眠症などの睡眠障害に対して、中枢神経に作用して睡眠へと導入し、さらに睡眠を維持するための医薬品を催眠薬といいます。催眠効果と合わせ、不安を抑制する作用や気分を落ち着かせる作用などをもつものもあります。催眠薬は、脳のはたらきを抑制する神経伝達物質であるγ-アミノ酪酸（GABA）の作用を増強して脳の過剰な興奮を抑え、催眠効果を発揮します。

催眠薬は化学構造によりベンゾジアゼピン系催眠薬、バルビツール酸系催眠薬、その他の催眠薬に分類されるほか、作用の持続時間によっても超短時間型から長時間型に分けられます。入眠障害（寝つきが悪い）の場合には超短時間型のトリアゾラムや短時間型のブロチゾラム、寝ている途中や早朝に覚醒してしまう場合、熟睡できない（眠りが浅い）場合には中間型のフルニトラゼパムや長時間型のフルラゼパムといったように、それぞれの睡眠障害の症状に適する催眠薬が選択されます。

中枢神経に作用し、強い催眠効果をもつため、依存性も高く、ほとんどが向精神薬に指定されています。特にバルビツール酸系の医薬品では、大量に使用することで強い麻酔効果も現れ、筋の弛緩や昏睡、死を招くこともあるので注意が必要です。また近年、GABA受容体にはたらきかけるGABA受容体アゴニスト型の催眠薬以外にも、体内リズムを調節するホルモンであるメラトニンに作用する催眠薬や、オレキシンという覚醒に関与する脳内物質に作用する催眠薬も開発されています。

❖ おもな催眠薬

系統	特徴	一般名	分類
ベンゾジアゼピン系	名称に「ゾラム」や「ゼパム」とつくのがベンゾジアゼピン系の催眠薬です。睡眠の導入目的以外に、鎮静効果、抗不安、抗けいれん、筋弛緩などを目的として使用されます。依存性が高く、多くが向精神薬に指定されています。	トリアゾラム	超短時間型
		エチゾラム	短時間型
		ブロチゾラム	短時間型
		ニトラゼパム	中間型
		フルニトラゼパム	中間型
		フルラゼパム	長時間型
バルビツール酸系	名称に「ビタール」や「タール」とつくのがバルビツール酸系の催眠薬です。長期間の連用により耐性が生じて効果が減退するほか、依存性も高いためにほとんどが向精神薬に指定されていて、使用には注意が必要です。	チオペンタール	超短時間型
		ペントバルビタール	短時間型
		アモバルビタール	中間型
		フェノバルビタール	長時間型

➡向精神薬

中枢神経に作用し、生物の精神活動に何らかの影響を与える薬物の総称。

➡メラトニン

脳の松果体から分泌されるホルモンで、24時間周期の生体リズム＝概日（サーカディアン）リズムを調整するはたらきをもちます。

➡オレキシン

睡眠と覚醒に関与する神経伝達物質。旅行や遠足の前日に興奮して眠れないといった状態は、オレキシンの分泌が過剰になり、脳が興奮していると考えられています。

❹ 鎮痛薬

中枢神経に作用し、痛覚を消失させて痛みを緩和する鎮痛薬には、麻薬性鎮痛薬と非麻薬性鎮痛薬があります。麻薬性鎮痛薬は強力な鎮痛効果をもつため、がん患者の疼痛をコントロールするために用いられますが、一方で強い副作用や依存症に注意が必要です。またほとんどが麻薬や向精神薬に指定されているため、取り扱いや施用の際は、厳しい規制の対象となります。

麻薬性鎮痛薬として、モルヒネやコデインなどのアヘンアルカロイド（植物に含まれる毒性や薬理作用をもつ塩基性の有機化合物をアルカロイドといいます）や、ペチジン、フェンタニルなどの合成麻薬性鎮痛薬が使用されます。

非麻薬性鎮痛薬としては、ペンタゾシンやブプレノルフィンなどが用いられます。非麻薬性鎮痛薬は依存性が低いため、麻薬の対象からは外れています。

5 向精神薬

中枢神経に作用し、感情や気持ちなどの**精神機能に作用する医薬品を総称して**向精神薬といいます。向精神薬は、抗精神病薬、抗不安薬、抗うつ薬、抗躁薬などに分けられます。

■**抗精神病薬**：神経系の異常により、幻覚、妄想、興奮などの症状（陽性症状）や、意欲の低下、感情鈍麻などの症状（陰性症状）がみられる精神疾患が**統合失調症**です。おもに統合失調症の治療に用いられるのが抗精神病薬で、**過剰な神経細胞のはたらきを抑える作用**をもちます。抗精神病薬にはクロルプロマジン、ハロペリドール、オランザピン、リスペリドンなどがあります。

■**抗不安薬**：病気や手術に対する不安や緊張、または日々の生活における過剰な不安が常態化し身体的な症状が現れる不安障害（または不安症）に対し、その不安や緊張を緩和するために用いられるのが抗不安薬です。抗不安薬にはジアゼパム、エチゾラム、アルプラゾラムなどがあります。

■**抗うつ薬・抗躁薬**：ストレスなどにより脳の機能が障害され、憂うつな気分や悲しみ、さびしさ、絶望感、罪悪感などに支配された状態をうつ病、反対に多幸感や高揚感といった異常な興奮がみられる状態を躁病といいます。これらの症状が交互に現れること（双極性障害）もあります。うつ病の治療に用いられるのが抗うつ薬で、三環系抗うつ薬（イミプラミンなど）や四環系抗うつ薬（マプロチリンなど）、選択的セロトニン再取り込み阻害薬＝SSRI（フルボキサミンなど）、セロトニン・ノルアドレナリン再取り込み阻害薬＝SNRI（ミルナシプランなど）などがあります。躁病の治療に用いられる抗躁薬としては、炭酸リチウム、カルバマゼピンなどがあり、興奮を抑え、気分を安定させる作用を発揮します。

➡**セロトニン**
必須アミノ酸であるトリプトファンから産生される物質で、血管や気管支などの平滑筋を収縮させる作用をもちます。神経伝達物質としては、精神的な安定や快楽などをもたらします。セロトニンの分泌が不足するうつ病などでは、イライラや落ち込み、生体リズムの変調などが現れます。

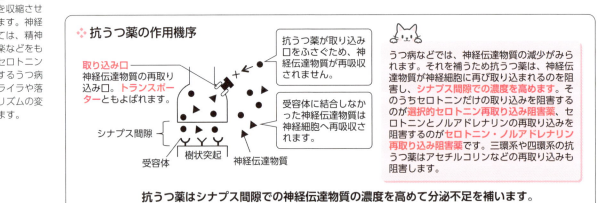

抗うつ薬の作用機序

うつ病などでは、神経伝達物質の減少がみられます。それを補うため抗うつ薬は、神経伝達物質が神経細胞に再び取り込まれるのを阻害し、**シナプス間隙での濃度を高めます**。そのうちセロトニンだけの取り込みを阻害するのが**選択的セロトニン再取り込み阻害薬**、セロトニンとノルアドレナリンの再取り込みを阻害するのが**セロトニン・ノルアドレナリン再取り込み阻害薬**です。三環系や四環系の抗うつ薬はアセチルコリンなどの再取り込みも阻害します。

抗うつ薬はシナプス間隙での神経伝達物質の濃度を高めて分泌不足を補います。

6 中枢神経系疾患の治療薬

■**てんかん**：神経細胞の発する電気信号に乱れが生じ、痙攣や意識障害がみられる慢性的な脳障害をてんかんといいます。てんかんの発作を抑制するためにフェノバルビタールやフェニトイン、カルバマゼピン、バルプロ酸ナトリウムなどの治療薬が使用されます。

■**認知症**：老化による単なる**もの忘れとは異なる記憶障害が出現した状態を**認知症といい、アルツハイマー病などが原因で引き起こされます。今のところ根治薬はありませんが、シナプス間隙でアセチルコリンの**濃度を高める作用をもつ**ドネペジルなどの治療薬により症状の進行を抑制します。

■**パーキンソン病**：中脳にある黒質をなす神経細胞が減少し、そこから産生されるドパミンが減少することで、動作の緩慢や振戦（ふるえ）などの症状が現れる脳神経疾患がパーキンソン病です。しかしドパミンをそのまま投与しても血液・脳関門（脳を守るため脳に入る物質を制限するしくみ）を通過できません。そのため、血液・脳関門を通過できる**ドパミンの前駆物質である**レボドパを投与し、脳内でドパミンに変換させます。また脳に入る前にレボドパをドパミンに変換させてしまう酵素を阻害し、脳への移行率を高めるドパ脱炭酸酵素阻害薬を併用したレボドパ−カルビドパ合剤や、脳内でのドパミンの放出を促進するアマンタジンなども使用されます。

➡**ドパミン**
中枢神経に存在する神経伝達物質で、ノルアドレナリンやアドレナリンの前駆体でもあります。意欲や快楽、多幸感にも関与し、脳内ホルモンとよばれることもあります。

➡**アルツハイマー病**
アミロイドβという異常なタンパク質が脳に蓄積することで大脳の神経細胞が急激に減少し、萎縮を引き起こす疾患。認知症のおもな原因となります。

力がつく!! おさらいドリル

1 つぎの文章を読み、正しいものには○、誤っているものには×を書きましょう。

（1）亜酸化窒素は、静脈注射で用いる。 [   ]

（2）入眠障害には、長時間型の催眠薬が適する。 [   ]

（3）催眠薬の使用では、依存症に注意する。 [   ]

（4）非麻薬性の鎮痛薬は、麻薬の対象から外れる。 [   ]

（5）レボドパは、ドパミンの放出を抑制する。 [   ]

2 空欄にあてはまる語句を書きましょう。

（1）気体化させて用いる麻酔薬が ＿＿＿＿＿＿＿＿ 麻酔薬である。

（2）トリアゾラムは、 ＿＿＿＿＿＿＿＿ 時間型の催眠薬である。

（3）チオペンタールは、 ＿＿＿＿＿＿＿＿ 酸系の催眠薬である。

（4）統合失調症の治療には、ハロペリドールなどの抗 ＿＿＿＿＿＿＿＿ 薬を用いる。

（5）ドネペジルは、 ＿＿＿＿＿＿＿＿ 症の進行を抑える効果がある。

3 つぎの設問に答えましょう。

（1）静脈麻酔を使用する際の留意点（デメリット）を書きなさい。

[   ]

（2）麻酔性鎮痛薬を使用する際の留意点（デメリット）を書きなさい。

[   ]

※答えは P.73 からの解答を参照

33

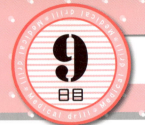

9日目 末梢神経に作用する薬

学習のポイント
まずは末梢神経の知識を整理しておくことが必要です。とくに交感神経、副交感神経の興奮によって引き起こされる反応はしっかりと覚えておきましょう。交感神経作用や副交感神経作用、コリン作動薬、抗コリン作用などは、薬について学習する上でよく耳にするキーワードです。

❶ 末梢神経と薬

➡**末梢神経**
中枢神経との情報のやり取りを行なう末梢神経は、脳につながる脳神経と、脊髄につながる脊髄神経からなります。

中枢神経と感覚器や筋、臓器をつなぎ、情報のやり取りをする末梢神経においても、神経伝達物質によって情報の伝達が行われます。末梢神経に作用する医薬品は、末梢神経をなす神経細胞のシナプスで行われるアセチルコリンやノルアドレナリンなどの**神経伝達物質と受容体とのやりとりに作用**し、それらのはたらきを調節します。末梢神経は**自律神経**と**体性神経**からなり、さらに自律神経は**交感神経**と**副交感神経**、体性神経は**運動神経**と**感覚神経**に分けられます。末梢神経に作用する薬は、**自律神経に作用することで交感神経や副交感神経の機能を調節**したり、**感覚神経や運動神経に作用することで、痛覚の遮断、筋運動の抑制**などの効果を発揮します。

❖ 末梢神経と薬の作用

末梢神経
├─ **自律神経**
│ 末梢神経のうち、自身の意思では制御できない不随意運動を支配する神経が自律神経です。緊張時や活動時にはたらく**交感神経**と、休息時にはたらく**副交感神経**に分けられます。
└─ **体性神経**
   末梢神経のうち、自身の意思で制御できる運動や感覚を支配する神経が体性神経です。骨格筋へ指令を伝達する**運動神経**と、感覚器からの情報を伝達する**感覚神経**からなります。

さまざまな作用で末梢神経にはたらきかけ、その機能を調節します。

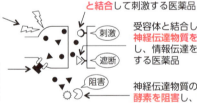

シナプスに作用し、神経伝達物質の分泌を促進する薬

トランスポーターに作用し、神経伝達物質の再取り込みを抑制し、シナプス間隙の神経伝達物質濃度を高める薬

神経伝達物質の代わりに**受容体と結合**して刺激する医薬品

受容体と結合して、**神経伝達物質を遮断**し、情報伝達を抑制する医薬品

神経伝達物質の**分解酵素を阻害**し、神経伝達物質の分解を抑制する医薬品

❷ 交感神経作用薬

➡**カテコールアミン**
アミノ酸であるチロシンから合成される神経伝達物質のことで、ドパミン、ノルアドレナリン、アドレナリンの3つを指します。

➡**アドレナリン受容体**
ノルアドレナリンとアドレナリンの受容体（アドレナリン受容体）は、大きくα受容体とβ受容体があります。さらにα受容体はα₁受容体とα₂受容体、β受容体はβ₁、β₂、β₃受容体に分けられます。これらの受容体を遮断すると交感神経が抑制されます。

身体的、精神的な緊張状態においてはたらく自律神経が交感神経です。交感神経に作用する医薬品を交感神経作用薬といい、大きく**アドレナリン作動薬**と**抗アドレナリン作動薬**に分けられます。

①アドレナリン作動薬

交感神経に作用し、その興奮を促す薬をアドレナリン作動薬といい、血圧上昇や気管支の拡張、心収縮力の増大といった、いわばマラソンをしている状態のような薬理作用を示します。**アドレナリン**や**ノルアドレナリン**、**ドパミン**などのカテコールアミンや、**フェニレフリン**、**サルブタモール**などの非カテコールアミンが医薬品として用いられます。

②抗アドレナリン作動薬

アドレナリン作動薬とは反対に、**交感神経に作用してそのはたらきを抑制するのが**抗アドレナリン作動薬です。作用するアドレナリン受容体により、α受容体を遮断する**α受容体遮断薬**とβ受容体を遮断する**β受容体遮断薬**に分けられます。抗アドレナリン作動薬は降圧作用や気管支収縮作用などをもち、**フェントラミン**や**プラゾシン**、**プロプラノロール**などが降圧薬（血圧を下げる薬）として使用されます。

34

❖アドレナリン作動薬と抗アドレナリン作動薬

アドレナリン作動薬
交感神経の興奮を促す医薬品で、アドレナリンの受容体に作用するものや、ノルアドレナリンなどの分泌を促進するものがあります。

[交感神経のはたらき]
外敵に備えたり、身体を活発に動かすときにはたらくのが交感神経です。

興奮すると

抗アドレナリン作動薬
交感神経を抑制する医薬品で、アドレナリンの受容体のはたらきを遮断するものや、ノルアドレナリンなどの遊離を抑制するものがあります。

それによって、
・皮膚や粘膜の血管収縮による止血
・血管の収縮による血圧の上昇（昇圧）
・心臓の収縮力の増強（ショックの改善）
・気管支の拡張（喘息などの改善）

などに利用されます。

〈身体にみられる変化〉
・瞳孔の拡大
・心臓の拍動促進
・気管支拡張
・消化機能の抑制
・排尿の抑制　　　　など

刺激　　抑制

それによって、
・心臓の負担軽減
（心拍数の減少や心筋の収縮抑制など）
・血管の拡張による血圧の低下（降圧）
・尿道平滑筋の弛緩による排尿促進

などの効果を発揮します。

---

③ 副交感神経作用薬

　自律神経のうち、リラックス時にはたらくのが副交感神経です。副交感神経に作用する薬を副交感神経作用薬といいます。副交感神経作用薬は、大きく副交感神経を興奮させる**コリン作動薬**と、副交感神経に対して抑制的に作用する**抗コリン作動薬**に分けられます。

①コリン作動薬

　副交感神経の興奮を促すことで、腸管の蠕動運動の亢進、腺分泌の亢進、末梢血管の拡張による血圧降下、心拍数の抑制、瞳孔の収縮、膀胱平滑筋の収縮などの作用を示すのが**コリン作動薬**です。コリン作動薬には、副交感神経の神経伝達物質である**アセチルコリンの受容体の1つ、ムスカリン受容体に結合して副交感神経の興奮を促すムスカリン様作用薬**や、**アセチルコリンを分解する酵素（コリンエステラーゼ）のはたらきを阻害するコリンエステラーゼ阻害薬**があります。**アセチルコリン**や**ベタネコール**、**ピロカルピン**、**フィゾスチグミン**、**ネオスチグミン**などがコリン作動薬として用いられます。

②抗コリン作動薬

　コリン作動薬に拮抗し、**副交感神経の抑制に作用する**のが**抗コリン作動薬**で、消化管の運動や緊張の抑制、尿管・膀胱平滑筋の収縮抑制、血圧低下の予防、散瞳（瞳孔が拡大すること）などの薬理作用を示します。代表的な抗コリン作動薬に、**アトロピン**や**スコポラミン**などがあります。

➡抗コリン作用
副交感神経の神経伝達物質であるアセチルコリンのはたらきを阻害することで現れる作用のこと。めまい、眼のかすみ、口渇、眠気、頻脈、食欲不振、尿閉、便秘などがみられます。緑内障、前立腺肥大症には禁忌です。

❖コリン作動薬と抗コリン作動薬

コリン作動薬
副交感神経の興奮を促す医薬品です。受容体（ムスカリン受容体）に作用するものや、アセチルコリン分解酵素のコリンエステラーゼを阻害するものがあります。

[副交感神経のはたらき]
睡眠時や休息時など、身体がリラックスしているときにはたらくのが副交感神経です。

興奮すると

抗コリン作動薬
副交感神経を遮断する医薬品です。アセチルコリンの受容体であるムスカリン受容体やニコチン受容体に結合することでアセチルコリンの結合を遮断する作用を示します。

それによって、
・腸管運動の亢進（腸管麻痺の治療）
・排尿促進による尿閉の改善
・重症無筋症の治療
（アセチルコリンの増加による）

などに利用されます。

〈身体にみられる変化〉
・瞳孔の縮小
・心臓の拍動抑制
・気管支収縮
・消化機能の亢進
・排尿の促進　　　　など

刺激　　抑制

それによって、
・消化機能の抑制（胃炎の治療など）
・平滑筋の弛緩（腹痛の改善）
・気管支の拡張（喘息などの改善）
・排尿の抑制（尿失禁の予防）

などの効果を発揮します。

❹ 局所麻酔薬

　特定の部位にのみ限局して痛覚等の感覚を遮断し、手術可能な状態にすることを**局所麻酔**といい、末梢神経に作用する**局所麻酔薬**が使用されます。局所麻酔薬は、目的とする部位から中枢神経へ向かう感覚を遮断することで効果を発揮します。局所麻酔は、つぎのような方法で用いられます。

- **表面麻酔**：目的部位に麻酔薬を**塗布**して感覚を遮断
- **浸潤麻酔**：目的部位に麻酔薬を**注射**することで感覚を遮断
- **伝達麻酔**：目的部位と**離れた場所**に麻酔薬を注射して感覚神経の伝達を遮断
- **脊椎麻酔**：脊髄の**クモ膜下腔**に麻酔薬を注入して脊髄で受ける感覚を遮断
- **硬膜外麻酔**：脊髄の**硬膜外腔**に麻酔薬を注入して脊髄神経の感覚を麻痺

　局所麻酔薬としては、表面麻酔に使われるコカの葉からつくられるアルカロイドである**コカイン**（依存性があり、麻薬に指定されます）や**リドカイン**、**ブピバカイン**、**ロピバカイン**などがあります。

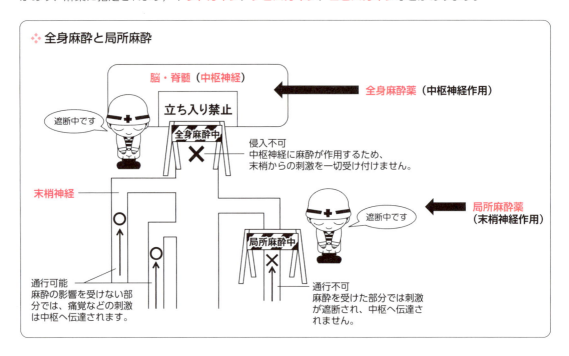

❺ 筋弛緩薬

　骨格筋を支配する**運動神経と骨格筋との接続部**を**神経筋接合部**といいます。神経筋接合部で行われる神経伝達物質（アセチルコリン）と受容体（ニコチン受容体）とのやり取りを遮断することで骨格筋を弛緩させる医薬品を**筋弛緩薬**（または**神経筋接合部遮断薬**）といいます。手術等において痛みや恐怖に反応し、身体が不用意に動くと術式を妨げてしまいます。そこで筋弛緩薬を用いることで筋の緊張を和らげ、筋の反射を消失させて手術を行いやすくします。

　筋弛緩薬としては、**パンクロニウム**や**ベクロニウム**、**ロクロニウム**、**スキサメトニウム**などがあります。筋肉を弛緩させる目的で、**手術時や気管挿管の実施時、骨折の整復時などに麻酔薬と併用**されます。筋弛緩薬といえば、かつて准看護師が点滴により筋弛緩薬を過剰に投与し、患者を死亡させる、という事件があったように怖いイメージがあります。末梢神経に作用し、筋の収縮のメカニズムを遮断する強い作用をもつため、ときに呼吸筋のはたらきも阻害し、呼吸停止を引き起こす危険もあり、取り扱いには注意が必要です。

➡**神経筋接合部**
運動神経の末端を運動終板といい、運動終板と筋細胞との接続部（シナプス）を神経筋接合部といいます。

➡**中枢性筋弛緩薬**
筋弛緩薬には中枢神経に作用するものもあります。中枢性の筋弛緩薬は中枢神経からの異常な指令を抑え、筋の緊張を和らげる作用をもつため、肩こりや頭痛の治療薬として用いられるものもあります。

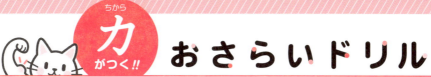

おさらいドリル

1 つぎの文章を読み、正しいものには○、誤っているものには×を書きましょう。

（1）アセチルコリンは交感神経の神経伝達物質である。　［　　］

（2）抗アドレナリン作動薬は、降圧薬としても使用される。　［　　］

（3）抗コリン作動薬は、瞳孔を拡大させる。　［　　］

（4）コリンエステラーゼ阻害薬は、抗コリン作動薬に分類される。　［　　］

（5）コカインは麻薬に指定されており、麻酔薬としても使用はできない。　［　　］

2 空欄にあてはまる語句を書きましょう。

（1）末梢神経は、＿＿＿＿＿＿＿＿＿＿神経と自律神経からなる。

（2）自律神経のうち、リラックス時にはたらくのが＿＿＿＿＿＿＿＿＿＿神経である。

（3）目的部位に麻酔薬を塗布する方法を＿＿＿＿＿＿＿＿＿＿麻酔という。

（4）特定の部位に限って感覚を遮断する麻酔を＿＿＿＿＿＿＿＿＿＿麻酔という。

（5）ベクロニウムやロクロニウムは、筋＿＿＿＿＿＿＿＿＿＿薬として使用される。

3 つぎの設問に答えましょう。

（1）アドレナリン作動薬とはどのような医薬品か、簡潔に説明しなさい。

（2）浸潤麻酔とは、どのような方法のことをいうか。

※答えは P.74 からの解答を参照

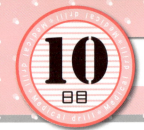

10日目 心臓・血管系の疾患に用いる薬

学習のポイント　心臓・血管系の疾患に用いる薬については、循環器系の解剖生理と代表的な疾患についての基本的な知識を理解した上で、どのように薬が作用するのかを整理しておくとよいでしょう。また同じ疾患の治療薬でどのような違いがあるかを知っておきましょう。

① 心不全治療薬

　心臓の機能の低下により、十分な血液を全身へと送り出し循環させることができなくなった状態が**心不全**です。心不全では、心臓が身体に必要な酸素や栄養を含んだ血液を正常に送り出すことができないため、筋肉は疲れやすくなり、だるさや息切れも現れます。また血流が滞ることによって**浮腫**や**肺のうっ血**、**腎臓機能の低下**なども引き起こします。心不全の原因はさまざまですが、高血圧や心臓弁膜症などにより**血液を送り出すときに心臓に過剰な負荷がかかる場合**や、心筋梗塞や心筋症など**心臓自体に疾患が生じた場合**、心臓機能に関与する**甲状腺ホルモンが過剰に分泌される場合**などに起こります。心不全の治療薬としては、心臓自体の機能を強くする**強心薬**や、血管を拡げて血流を促し、心臓に掛かる負荷を軽減する**硝酸薬**（P.39参照）、**ACE阻害薬**、**利尿薬**などが用いられます。

→**心臓弁膜症**
炎症や外傷、先天的な原因などによって心臓にある4つの弁に不具合が生じ、正常な血流や心臓の機能が障害される疾患。

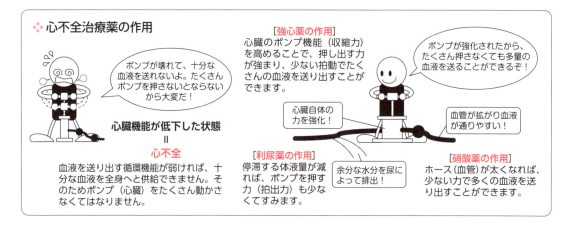

❖ 心不全治療薬の作用

→**刺激伝導系**
右心房にある洞房結節を起点として、房室結節、ヒス束、右・左脚、プルキンエ線維の順に伝わる電気信号の伝導路。これらの特殊な心筋線維から心室筋に刺激が伝わり、心臓が規則正しく収縮します。

→**ACE**
血管の内皮細胞に存在し、血管の収縮に関与する酵素がACE（アンギオテンシン変換酵素）です。昇圧機構であるレニン-アンギオテンシン-アルドステロン系にも関与します。

①心臓の機能を強くする治療薬

　機能低下を起こした心臓に作用し、**心筋の収縮力を高めるための医薬品を強心薬**といい、代表的なものが**ジギタリス**です。ゴマノハグサ科に属する植物に含まれる強心作用のある物質を総称して**ジギタリス（強心配糖体）**といい、**ジゴキシン**や**ジギトキシン**などの有効成分が治療薬として使われます。ジギタリスは、心臓に直接作用することで**心筋の収縮力を強める**（＝**強心作用**）と同時に、**刺激伝導系の興奮伝達速度を抑える**作用をもち、その結果心拍数を抑えて正常なリズムに戻し、心臓の機能を回復します。ジギタリスの使用では、**不整脈**や**徐脈**（毎分60回以下の脈拍）などの循環器症状、**悪心**（吐き気）や**嘔吐**、**食欲不振**、**下痢**などの消化器症状のほか、**めまい**や**頭痛**、**視覚障害**などの副作用（**ジギタリス中毒**）がみられます。

②心臓の負担を軽減する治療薬

　心臓の負担を軽減する心不全治療薬としては、**血管の拡張作用をもつアンギオテンシン変換酵素阻害薬（ACE阻害薬）**や**アンギオテンシンⅡ受容体拮抗薬（ARB）**などが用いられます。血管が拡張されることで血液がスムーズに流れることができ、心臓の負担を軽減させることができます。また体内に過剰に貯留す

る水分やナトリウムを尿として排泄させることで静脈還流を改善する利尿薬も心不全治療薬として用いられます。これらの血管拡張薬や利尿薬は、高血圧治療薬としても用いられます。

③アドレナリン作動薬

交感神経を刺激し、興奮を促すアドレナリン作動薬も心不全治療薬として用いられます。代表的なものにドパミンやドブタミンがあります。それぞれ心拍数や血圧をあまり上昇させずに心拍出量を増大させることができるため、急性心不全の治療薬として用いられます。

❷ 狭心症治療薬

冠動脈（心臓の表面を走行し、心臓に酸素を供給する動脈）の障害により心臓をなす心筋への血流が滞り、心筋への酸素供給が不足した状態が狭心症です。そして狭心症が悪化して心筋への血流が途絶え、心筋細胞が壊死すると心筋梗塞となります。狭心症の治療のためには、冠動脈を拡張して血流を増大させることで酸素の供給量を増やす医薬品や、心筋の収縮力を抑えて酸素消費量を抑制する医薬品などが使用されます。

①硝酸薬

血管を拡張させる作用をもつのが硝酸薬で、代表的なものにニトログリセリンや硝酸イソソルビドがあります。静脈を拡げて血流を停滞させることで心臓への静脈還流を抑えて心臓の負担を軽減したり、冠動脈を拡張して心筋への血流を増やす作用があります。また狭心症の予防だけでなく、発作時の症状改善に使用されます。ニトログリセリンは狭心症の発作時に舌下投与することで即効性を示しますが、経口投与では肝臓での代謝（初回通過効果）により無効化されてしまいます。

②カルシウム拮抗薬

筋の収縮に関与する物質であるカルシウムが心筋や冠血管の細胞内へ流入することを阻害することで、心筋の過剰な収縮を抑えたり、冠動脈の収縮を抑制する（拡張させる）作用をもつのがカルシウム拮抗薬です。ニフェジピンやジルチアゼムなどがあります。

③β遮断薬

心筋に存在するβ受容体とよばれる物質のはたらきを遮断することで心臓の収縮力を抑制し、心拍数を減少させることで心筋の酸素消費量を減らす医薬品がβ（受容体）遮断薬です。直接的に心臓の負担を軽減するβ遮断薬には、代表的なものにプロプラノロールやピンドロールがあります。ただし心臓の収縮力を抑えると同時に気管支を収縮させる作用ももつため、急性心不全の患者や気管支喘息の患者には使用できません。

➡ドパミン

ドパミンは心拍出量を増大させるのと同時に尿量を確保（利尿作用）し、血圧を維持する作用があります。また投与量を増やすと血管を収縮させ、昇圧作用を発揮します。

➡ドブタミン

心拍出量を増やす強心作用をもつ医薬品です。ドパミンと異なり、血圧を上昇させず、利尿作用ももちません。そのためそれぞれの特徴を生かして急性心不全の治療薬として併用されます。

➡冠動脈

冠状動脈ともいい、心臓の表面に分布する動脈です。絶えず活動する心臓には、より多くの酸素や栄養が必要なため、冠動脈からも血液が供給されます。

❖ 狭心症治療薬

冠動脈　心臓の表面を走行する動脈で、絶えず活動する心臓へ酸素を供給します。

[正常]
冠動脈により酸素の供給を豊富に受け、正常に動いている状態で、全身へ大量の血液を送り出すことができます。

[狭心症]
冠動脈の血流が著しく減少し、心臓が虚血となった状態（＝酸素不足）になり心臓の機能が低下します。

[心筋梗塞]
冠動脈からの血流が完全に途絶え、心筋細胞が壊死を起こした状態で、血液を全身に送ることができず最悪死に至ります。

[狭心症治療薬の作用]

静脈を拡張させることで血流が弱まり、心臓への静脈還流を減少させ、心臓の負担を軽くします。

心臓の収縮力を抑制し、活動を制限することで、酸素の消費量を抑えます。

冠動脈を拡張させ、心臓への酸素供給を増やします。

❸ 高血圧治療薬

慢性的に血圧が高い状態を高血圧症といい、心不全や虚血性心疾患、脳血管障害など、さまざまな疾患のリスクとなります。高血圧症の治療薬には血圧を下げる作用をもつ降圧薬が用いられます。血圧は、おもに心拍出量（1回の拍動で心臓から送り出される血液量）と末梢血管抵抗（血流と血管内壁との間に生じる抵抗）により生み出されるため、**血圧を下げるには心拍出量を抑えて循環血漿量を少なくしたり、末梢血管抵抗を少なくする（＝血管を拡げる）必要があります。**

①降圧利尿薬

利尿作用を促進し水分やナトリウムを多く排泄することで循環血漿量を減少させ、血圧を下げる医薬品が降圧利尿薬です。腎臓の遠位尿細管に作用するチアジド系利尿薬やヘンレループに作用するループ利尿薬、ナトリウムの再吸収とカリウムの排泄を促進するアルドステロン（副腎皮質ホルモンの一種）の作用に拮抗し、利尿・降圧作用を示すカリウム保持性利尿薬などがあります。

②血管拡張薬

血管を拡張させたり、収縮を抑制することで末梢の血管抵抗を減らし、血流を改善して血圧を低下させる医薬品が血管拡張薬です。心筋や血管平滑筋の収縮に作用するカルシウムイオンの機能を阻害するカルシウム拮抗薬や、血圧上昇に関与するアンギオテンシン変換酵素のはたらきを阻害するアンギオテンシン変換酵素阻害薬（ACE阻害薬）、同じく血圧上昇に関与するアンギオテンシンIIと受容体との結合を妨げるアンギオテンシンII受容体拮抗薬（ARB）などがあります。

③交感神経抑制薬

交感神経がはたらくとノルアドレナリンというホルモンが分泌され、その作用により血管は収縮し、血圧が上昇します。交感神経のはたらきを抑制してノルアドレナリンの分泌を抑えたり、ノルアドレナリンの作用を阻害することで、**血管を拡張させ血圧を下げる降圧薬が交感神経抑制薬**です。交感神経抑制薬としては、中枢性交感神経抑制薬やα_1（受容体）遮断薬、β（受容体）遮断薬などがあります。

> ➡ **虚血性心疾患**
> ある部分の動脈において血液が不足した状態を虚血といい、心臓に血液を供給する冠動脈の障害により、心臓が虚血になって生じる病態が虚血性心疾患です。

> ➡ **アルドステロン**
> 副腎皮質から分泌されるおもな鉱質コルチコイドがアルドステロンです。ナトリウムやカリウムの尿中への排泄量を調節し、血圧を上昇させるはたらきをもちます。

> ➡ **α_1受容体**
> アドレナリン受容体であるα_1受容体は、血管に存在して血管を収縮させる作用をもちます。α_1（受容体）遮断薬は、α_1受容体に拮抗し、血管の収縮を抑制することで降圧作用を示します。またα_2受容体はノルアドレナリンの放出を調節する役割をもちます。

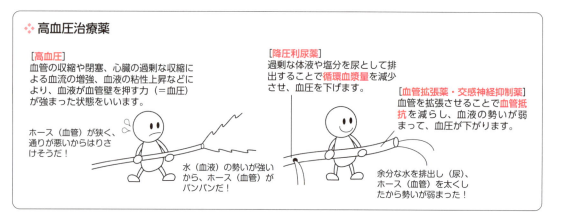

❖ 高血圧治療薬

❹ 不整脈の治療薬

心筋細胞を興奮させる電気回路の故障により、規則的に拍動する心臓のリズムに異常が現れた状態が不整脈です。不整脈には、脈拍数が基準値を下回り遅くなる徐脈、反対に速くなる頻脈、脈が飛んで時に途切れたようになる期外収縮などがあります。不整脈の治療には、刺激伝導系の興奮伝達を正常に戻したり、交感神経のはたらきを抑制することで心拍を正常化させる作用をもつ医薬薬が用いられます。不整脈治療薬はボーン・ウイリアムス分類とよばれる分類法によって、作用機序の違いに基づいて大きくI群〜IV群までの**4種類に分類**されます。代表的な不整脈治療薬として、キニジン、リドカイン、β遮断薬、アミオダロン、ベラパミルなどがあります。

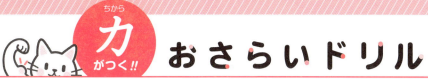

おさらいドリル

1 つぎの文章を読み、正しいものには○、誤っているものには×を書きましょう。

（1）ジギタリスは、心筋の収縮力を高める。　　　　　　　　　　［　　　］

（2）硝酸薬は、血管を拡張させる作用をもつ。　　　　　　　　　［　　　］

（3）ニトログリセリンは、経口投与で服用する。　　　　　　　　［　　　］

（4）狭心症治療薬であるβ遮断薬は、気管支喘息に有効である。　［　　　］

（5）血圧を下げるには、末梢血管抵抗を少なくするのがよい。　　［　　　］

2 空欄にあてはまる語句を書きましょう。

（1）狭心症の治療に用いられるニフェジピンは、＿＿＿＿＿＿＿＿拮抗薬である。

（2）＿＿＿＿＿＿＿＿変換酵素阻害薬は、心不全の治療に用いられる。

（3）＿＿＿＿＿＿＿＿保持性利尿薬は、アルドステロンの作用に拮抗する作用をもつ。

（4）ノルアドレナリンの作用を阻害する降圧薬が＿＿＿＿＿＿＿＿抑制薬である。

（5）ボーン・ウイリアムス分類は、＿＿＿＿＿＿＿＿の治療薬の分類法である。

3 つぎの設問に答えましょう。

（1）狭心症治療薬が発揮する作用（作用機序）をひとつ書きなさい。

（2）利尿薬はなぜ降圧薬として用いられるのか、簡潔に説明しなさい。

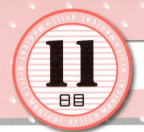

11日目 血液系の治療に用いる薬

学習のポイント　この章では、血液系疾患の治療薬について学習します。まずは血液の成分とはたらきについての知識をもう一度整理しておきましょう。また、血液が凝固するメカニズムや血栓が溶解されるしくみについて、しっかりと理解した上で学習を深めましょう。

1 貧血と貧血治療薬

瞬間的に脳の血液量が減少し、立ちくらみなどが起こる一般的にいわれる貧血（脳貧血）と異なり、医学分野における貧血とは、**血液中のヘモグロビン濃度が低下した状態**をいいます。酸素と結びつき、全身へと運ぶはたらきをもつヘモグロビンの濃度が低下することで、酸素が十分に供給されず、さまざまな弊害が現れます。貧血はその原因により、**再生不良性貧血**、**鉄欠乏性貧血**、**巨赤芽球性貧血**、**溶血性貧血**などに分けられます。

①再生不良性貧血

赤血球、白血球、血小板の元となる**造血幹細胞の異常により、すべての血球細胞が減少して起こる貧血**が**再生不良性貧血**です。再生不良性貧血の治療には、血球を産生する造血幹細胞の機能を促進する**タンパク同化ホルモン**などが使用されます。

②鉄欠乏性貧血

鉄分は、赤血球に含まれるヘモグロビンをつくるための材料となります。この**鉄分の不足により起こるのが鉄欠乏性貧血**です。鉄欠乏性貧血では、鉄分を補うために、**含糖酸化鉄**や**硫酸鉄**、**フマル酸第一鉄**などが使用されます。

③巨赤芽球性貧血

DNAの合成に必要な**ビタミンB₁₂**や**葉酸の欠乏により、正常な赤血球がつくれなくなることで起こるのが巨赤芽球性貧血**です。**悪性貧血**はその代表です。治療には、**ビタミンB₁₂製剤**や**葉酸**（ビタミンB₁₂同様に赤血球の産生に必要な栄養素です）などが使用されます。

④溶血性貧血

異常な免疫作用や脾臓のはたらきにより**過剰に赤血球が破壊されることによる貧血が溶血性貧血**です。溶血性貧血では、過剰な免疫反応を抑える作用をもつ**副腎皮質ステロイド**や**免疫抑制剤**などが使用されます。

➡**ヘモグロビン**
赤血球中に存在し、酸素と結合して運搬するはたらきをもつのがヘモグロビンで、おもに鉄とタンパク質で構成されます。

➡**赤芽球**
造血幹細胞に由来し、赤血球になる前の細胞が赤芽球です。DNA合成に必要なビタミンB₁₂や葉酸の不足により、造血幹細胞の分裂に異常が起きると巨大な赤芽球（巨赤芽球）が生まれ、正常な赤血球の産生やはたらきを阻害します。

➡**悪性貧血**
巨赤芽球性貧血のうち、内因子の不足に起因するものを悪性貧血といいます。ビタミンB₁₂の吸収に必要な内因子は胃で分泌されますが、胃の切除などによって内因子が欠如し、ビタミンB₁₂の吸収不足が起こって貧血となります。かつては治療法がなく、悪性と名づけられましたが、今はビタミンB₁₂の注射により治療可能です。

➡**溶血**
赤血球の細胞膜が破壊され、ヘモグロビンなどの成分が流出して赤血球が死ぬこと。

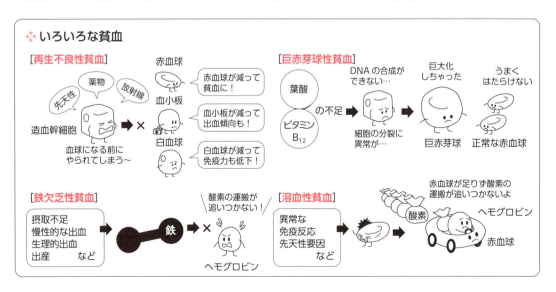

❖いろいろな貧血

42

SENKOSHA

くすりのしくみとはたらき 要点整理＆ドリル
総仕上げ！力試しの100問テスト
別冊　解答・解説

問85　②
解説
バソプレシンは抗利尿ホルモン（ADH）ともよばれ、尿細管に作用して利尿を抑制します。

問86　③
解説
チアマゾールは甲状腺ホルモンの分泌や合成を抑制する作用をもち、甲状腺機能亢進症やバセドウ病の治療に用いられます。

問87　①
解説
エストラジオールは卵胞ホルモンからつくられる製剤で、更年期障害や卵巣機能不全の治療薬として使われます。

問88　④
解説
チアマゾールは、甲状腺ホルモンの分泌や合成を抑える作用があります。

問89　②
解説
黄体ホルモンともよばれ、妊娠の維持に作用するのがプロゲステロンです。

問90　②
解説
インスリンは血糖を下げる作用をもつホルモンで、膵臓のランゲルハンスβ（B）細胞から分泌されます。経口投与では胃酸で分解されてしまうため、注射によって投与します。

問91　③
解説
ほとんどのビタミンは体内で合成することができないため、食品などから摂取する必要があります。

問92　④
解説
ビタミンB_1の欠乏は、脚気やウェルニッケ脳症等の神経障害、乳酸アシドーシスなどを引き起こします。ビタミンB_3の欠乏は皮膚炎や下痢、ビタミンB_6の欠乏はけいれんや皮膚炎、貧血などを引き起こします。

問93　①
解説
アスコルビン酸はビタミンC、ナイアシンはビタミンB_3、リボフラビンはビタミンB_2です。

問94　②
解説
いわゆる鳥目とよばれ、暗順応が低下した状態を夜盲症といいます。視覚に関与するビタミンAの不足などが原因となります。

問95　③
解説
レチノイド（ビタミンA）は、視覚の情報伝達や皮膚、粘膜の形成に関与するビタミンです。

問96　②
解説
ビタミンEは細胞の老化を抑制し、動脈硬化の予防や生殖機能の維持などの作用をもちますが、過剰な摂取は骨粗しょう症のリスクになると考えられています。

問97　④
解説
高水準消毒薬である過酢酸やフタラールは人体への使用はできません。次亜塩素酸ナトリウムは中水準消毒薬ですが、食器や寝具、非金属の医療器具などに用いられます。

問98　②
解説
ポビドンヨード（イソジン液）は、手術や創傷の処置などのほか、手指や粘膜の消毒、含嗽まで幅広く使用されます。

問99　③
解説
マスクなどを装着し、人体への影響を防ぐのはおもに高水準の消毒薬です。

問100　③
解説
逆性石けんと通常の石けん（陰性石けん）を併用すると消毒効果が減弱します。クロルヘキシジングルコン酸塩を粘膜に使用するとショックを引き起こす可能性があり、使用は禁忌です。エタノールは80％程度の濃度で使用します。

（細胞が特定の機能をもった細胞に成熟していくこと）を止めて急速に増殖するのが急性白血病、ある程度の分化能を残しながら比較的ゆっくり増殖するのが慢性白血病です。

問69 ④
解説
呼吸は呼吸中枢である延髄と、呼吸調節中枢である橋により制御されます。

問70 ④
解説
気管支を拡張させるために、副交感神経のはたらきを抑制します。コリンエステラーゼ阻害薬はアセチルコリンの分解酵素を阻害し、副交感神経のはたらきを亢進します。

問71 ①
解説
吸入ステロイド薬は気道に局所的に作用させることができるため、喘息の長期管理に適しています。

問72 ②
解説
痰を喀出しやすくする薬が去痰薬で、メチルシステインやカルボシステインのほか、ブロムヘキシンやアンブロキソールなどがあります。

問73 ③
解説
ジモルホラミンは呼吸促進薬です。呼吸中枢である延髄を直接刺激して効果を発揮します。

問74 ②
解説
鎮咳薬は喀痰の伴わない乾性咳嗽に用います。咳の中枢は延髄にあります。鎮咳薬には、麻薬性のものと非麻薬性のものがあります。

問75 ④
解説
ペプシンや胃酸、ピロリ菌などは潰瘍の原因となる攻撃因子です。

問76 ②
解説
エメチンは嘔吐を誘発する催吐薬です。アメーバ赤痢による感染症にも効果があり、抗原虫薬としても用いられます。

問77 ③
解説
リパーゼは脂肪を分解する作用をもちます。でんぷんを分解するのはジアスターゼで、それぞれ消化薬として使われます。健胃薬は唾液や胃液の分泌を促進し、消化を助けます。

問78 ③
解説
酸化マグネシウムは便を軟化させる下剤です。

問79 ②
解説
ヒマシ油やダイオウなどの刺激性下剤は、腸の蠕動運動を亢進させて排便を促します。

問80 ④
解説
尿素の生成は肝臓のはたらきです。尿素は腎臓に運ばれ、尿として排泄されます。

問81 ③
解説
エリスロポエチンは腎臓で分泌されるホルモンで、赤血球の産生を促進します。腎臓機能の障害による貧血の治療などで用いられます。

問82 ②
解説
尿や汗などによってナトリウムが過剰に排泄されると、血中ナトリウム濃度が低下し水分も喪失するため、血圧低下を引き起こします。

問83 ①
解説
尿細管のヘンレループに作用することからループ利尿薬とよばれます。

問84 ①
解説
交感神経のはたらきを抑えるα_1受容体遮断薬や、副交感神経のはたらきを促すアセチルコリン受容体作動薬は排尿を促進するため、尿閉の治療に用います。β受容体作動薬は膀胱を弛緩させるなどの副交感神経抑制作用があるため、尿失禁の治療に有効です。

問54 ④

解説

ある部分に限定して感覚を遮断する局所麻酔のうち、目的部位に麻酔薬を塗布して行うのが表面麻酔です。浸潤麻酔は目的部位への注射により行い、伝達麻酔は目的部位と離れた場所（末梢神経の走行経路上）に注射して行います。

問55 ②

解説

運動神経と骨格筋の接続部であるシナプスを特に神経筋接合部といいます。筋弛緩薬は神経筋接合部に作用して骨格筋を弛緩させます。

問56 ③

解説

利尿により血圧を降下させる利尿薬は心不全治療薬としても用いられます。

問57 ④

解説

強心配糖体ともよばれるのがジギタリスで、強心作用をもち、心不全の治療に用いられます。

問58 ①

解説

血管を拡張させる作用をもつ硝酸薬には、ニトログリセリンや硝酸イソソルビドなどがあります。

問59 ②

解説

ニトログリセリンはおもに舌下投与で使用します。また不安定狭心症（発作が次第に頻回になり、労作時だけでなく安静時にも起こるようになる狭心症）の発作時には、注射で用いることもあります。β遮断薬は心臓の収縮力を抑えるのと同時に気管支を収縮させるため、気管支喘息の患者には使用できません。虚血により心筋細胞が酸素不足に陥った状態が狭心症、さらに悪化して心筋細胞が壊死した状態が心筋梗塞です。

問60 ③

解説

尿細管でのナトリウムの再吸収やカリウムの排泄を促進するホルモンがアルドステロンで、副腎皮質から分泌される鉱質コルチコイドです。

問61 ③

解説

交感神経の興奮は血圧の上昇を促します。交感神経のはたらきを抑える作用をもつ交感神経抑制薬が高血圧の治療に用いられます。

問62 ②

解説

ビタミンB_{12}や葉酸の欠乏により、正常な赤血球がつくれずに起こる貧血が巨赤芽球性貧血で、そのうち内因子欠乏に起因するのが悪性貧血です。

問63 ①

解説

免疫の異常などが原因で、赤血球が過剰に分解処理されることで起こる貧血が溶血性貧血です。

問64 ④

解説

再生不良性貧血は汎（はん）血球減少症ともよばれ、すべての血球（赤血球・白血球・血小板）が不足します。そのため貧血のほか、感染が起こりやすくなったり、出血傾向がみられます。

問65 ③

解説

プロトロンビンなどの血液凝固因子の産生を抑制するのはワルファリンカリウム、血液の凝固に必要なカルシウムイオンと結合し、血液の凝固を阻害するのはクエン酸ナトリウムです。

問66 ④

解説

ビタミンKは、肝臓で行われる凝固因子の産生に必要な栄養素です。ワルファリンはビタミンKに拮抗して凝固因子の産生を抑制するため、ビタミンKと併用すると作用が減弱します。

問67 ②

解説

抗炎症薬であるアスピリンは、抗血小板作用ももちます。そのため血小板の凝集作用を阻害して血栓の形成を抑える作用を発揮し、抗血栓薬としても用いられます。

問68 ④

解説

未熟な造血幹細胞ががん化する疾患が白血病ですが、そのうち極めて未熟な段階でがん化し、分化

解答・解説 ● 5

問39 ③

解説

副腎皮質ステロイドの使用による副作用のひとつとして、骨がもろくなる骨粗しょう症があります。副腎皮質ステロイドである糖質コルチコイドには、カルシウムの吸収を抑制したり、エストロゲン（骨吸収を抑えるはたらきがあります）の分泌を抑制する作用があり、これが骨粗しょう症の原因となります。

問40 ①

解説

炎症やアレルギー反応に関与するケミカルメディエーターであるヒスタミンは、腺分泌の促進や末梢血管の拡張・透過性の亢進、気管支や消化管をなす平滑筋の収縮といった作用を引き起こします。

問41 ③

解説

トロンボキサンA_2は、血管や気管支を収縮させる作用をもち、喘息などの原因となります。抗ヒスタミン薬とよばれるのはH_1受容体拮抗薬です。ケミカルメディエーター遊離抑制薬は、ヒスタミンなどが細胞から遊離するのを抑制する作用をもち、アレルギー性疾患の治療や管理に使われます。

問42 ①

解説

換気によってコントロールできる吸入麻酔薬の方が深度の調節が行いやすいです。

問43 ①

解説

フルニトラゼパムは中間型、フルラゼパムとフェノバルビタールは長時間型の催眠薬です。

問44 ②

解説

入眠障害＝寝つきが悪い場合には、超短時間型や短時間型の催眠薬が適します。

問45 ④

解説

フェンタニルは合成麻薬性鎮痛薬です。ペンタゾシンやブプレノルフィンは、非麻薬性鎮痛薬です。

問46 ④

解説

アマンタジンはパーキンソン病の治療薬です。

問47 ④

解説

ドパミンを補充する作用をもつレボドパがおもに用いられます。

問48 ②

解説

認知症や、認知症を引き起こす原因のひとつであるアルツハイマー病（脳細胞に異常なタンパク質が沈着し、記憶障害を引き起こす疾患）の治療薬として用いられるのがドネペジルです。

問49 ③

解説

幻覚や妄想は陽性症状です。陰性症状には意欲の低下、感覚鈍麻などがあります。

問50 ①

解説

ドパミン、ノルアドレナリン、アドレナリンの3つがカテコールアミンです。サルブタモールは非カテコールアミンのアドレナリン作動薬です。

問51 ③

解説

交感神経は活動時、緊張時にはたらきます。その交感神経の興奮を促す医薬品がアドレナリン作動薬で、気管支の拡張や心収縮力の増強などの薬理作用を発揮します。

問52 ③

解説

副交感神経の興奮と同様の作用を示すのがコリン作動薬です。膀胱平滑筋は収縮し、排尿を促します。

問53 ①

解説

アセチルコリンの分解酵素であるコリンエステラーゼのはたらきを阻害するのがコリンエステラーゼ阻害薬で、シナプスでのアセチルコリンの濃度を高め、副交感神経を興奮させるコリン作動薬です。

問 23 ①

解説

代謝や排泄機能の低下する高齢者では、薬物の効果が成人に比べ顕著なことも多くあります。薬物は年齢や性別、人種などのほか、体調や体質などによっても差が現れます。そのため、必ず指示された投与量を守ります。

問 24 ②

解説

世界初の抗生物質はペニシリンです。ペニシリンに耐性を示す細菌のためにつくられたのがメチシリンです。

問 25 ①

解説

TDMは薬物血中濃度モニタリング、DNAはデオキシリボ核酸、HIVはヒト免疫不全ウイルスを表します。

問 26 ④

解説

かびや酵母、きのこなどを総称して真菌といいます。核膜をもつ真核生物で細菌よりも大きいですが、単細胞のものと多細胞のものがいます。

問 27 ③

解説

細菌の黄色ブドウ球菌には抗菌薬が有効です。

問 28 ③

解説

自ら増殖する能力はもたず、他の細胞に侵入し、その増殖能力を借りて増殖することができます。

問 29 ①

解説

後天性免疫不全症候群＝AIDS（エイズ）の原因ウイルスがHIV＝ヒト免疫不全ウイルスです。

問 30 ①

解説

腫瘍は良性腫瘍と悪性腫瘍に分けられますが、そのうち悪性腫瘍をがんといいます。

問 31 ④

解説

嘔吐は抗がん薬によって現れる消化器症状の一つです。脳の嘔吐中枢からの刺激により、消化管が刺激され、嘔吐が起こります。

問 32 ①

解説

多くの抗がん薬は正常な細胞も傷害してしまうため、強い副作用が現れます。薬物成分の代謝や排泄を担う肝臓や腎臓は、抗がん薬による傷害を受けやすい器官です。

問 33 ③

解説

正常細胞への傷害を抑え、副作用の軽減を目的とします。

問 34 ①

解説

化学構造にプラチナをもつ抗がん薬がプラチナ製剤で、薬物名に〜プラチンとつくのが特徴です。

問 35 ④

解説

微生物が産生する抗生物質のうち、抗がん作用を示し抗がん薬として使用されるものを抗がん性抗生物質といいます。

問 36 ③

解説

非自己の認識とそれを排除するシステムが免疫です。それほど有害ではない物質や細菌などにも過敏に反応するのが過敏症ともよばれるアレルギーです。

問 37 ②

解説

アセチルコリンは神経伝達物質、インスリンとカルシトニンはホルモンです。神経伝達物質とホルモン以外の物質（オータコイド）のうち、炎症反応などに関与する情報伝達を行う物質をケミカルメディエーターといい、セロトニンやヒスタミンなどがあります。

問 38 ②

解説

副腎皮質から分泌されるホルモンのうち、糖質コルチコイドが副腎皮質ステロイド薬として用いられます。抗炎症作用や抗アレルギー作用、免疫抑制作用などをもちます。

問8 ①
解説
毒薬は黒地に白枠・白字、劇薬は白地に赤枠・赤字です。

問9 ③
解説
皮膚に貼り付けて薬物成分を吸収させる貼り薬を貼付剤＝パップ剤といいます。

問10 ②
解説
内服薬の成分はおもに小腸で吸収されます。坐薬は肛門から挿入して用います。注射薬は、静脈注射や筋肉内注射のほか、皮下注射、皮内注射、動脈注射、脊髄注射など、多くの方法、投与経路で用います。口腔剤は口に含みますが、飲み込まずに口腔粘膜に直接作用させるので外用薬です。

問11 ①
解説
市中の薬局などで処方箋なしで購入できる医薬品がOTC医薬品＝一般用医薬品です。

問12 ③
解説
生薬は天然物に大きな加工を施さずにつくられます。

問13 ③
解説
50%中毒量はTD_{50}と示されます。

問14 ②
解説
主作用は治療目的に沿って現れる作用をいいます。局所作用はある部分に限局して現れる作用、間接作用はほかの器官や組織を通じて現れる作用をいいます。

問15 ②
解説
薬物同士の関わり合いで現れる相互作用のうち、打ち消し合って現れる作用を拮抗作用といいます。それぞれが高め合う作用を協力作用といい、それが互いの和以上に現れることを相乗作用といいます。

問16 ①
解説
受容体（レセプター）は細胞に存在するタンパク質で、ホルモンや薬物と結合することで何らかの薬理作用を発揮します。

問17 ③
解説
インヒビターは阻害薬、ブロッカーは遮断薬、アンタゴニストは拮抗薬とよばれます。遮断薬と拮抗薬は同義です。

問18 ③
解説
経口投与され、小腸から吸収される薬物が肝臓のはたらきによって受ける作用の減弱を初回通過効果といいます。

問19 ③
解説
静脈に直接薬物を注入する静脈注射は最も速く作用が現れる投与方法です。舌下投与や直腸内投与では、薬物成分が粘膜から吸収され、直接血流に入るため初回通過効果は受けません。初回通過効果とは、肝臓の代謝による薬物の作用の減弱をいいます。

問20 ③
解説
投与された薬物が血管に入り、血流に乗ることを吸収といいます。静脈に直接注入する静脈注射では吸収の過程はありません。

問21 ④
解説
薬物成分のすべてが血管に移行するわけではありません。投与された薬物量のうち、血液循環に入る薬物量の割合を生物学的利用率（バイオアベイラビリティ）といいます。

問22 ②
解説
薬物依存は薬物の連用によって、薬物への欲望が抑えきれなくなる状態をいいます。分布は薬物成分が血管から出て組織に移行する過程をいいます。振戦とは身体のふるえのことで、気温や疾患、薬物依存などによって現れる身体的な症状のひとつです。

くすりのしくみとはたらき 要点整理 ＆ ドリル
総仕上げ！ 力試しの 100 問テスト

別冊 解答・解説
監修 渡辺将隆
佐久総合病院薬剤部部長

[解答早見表]

問題番号	正解	問題番号	正解	問題番号	正解
問 1	②	問 35	④	問 69	④
問 2	③	問 36	③	問 70	④
問 3	④	問 37	②	問 71	①
問 4	②	問 38	②	問 72	②
問 5	②	問 39	②	問 73	③
問 6	③	問 40	①	問 74	②
問 7	③	問 41	③	問 75	④
問 8	①	問 42	①	問 76	②
問 9	③	問 43	①	問 77	③
問 10	②	問 44	②	問 78	③
問 11	①	問 45	④	問 79	②
問 12	③	問 46	④	問 80	④
問 13	③	問 47	④	問 81	③
問 14	②	問 48	②	問 82	②
問 15	②	問 49	②	問 83	①
問 16	①	問 50	①	問 84	①
問 17	③	問 51	③	問 85	②
問 18	③	問 52	③	問 86	③
問 19	③	問 53	①	問 87	①
問 20	③	問 54	④	問 88	④
問 21	④	問 55	②	問 89	②
問 22	②	問 56	③	問 90	②
問 23	①	問 57	④	問 91	③
問 24	②	問 58	①	問 92	④
問 25	①	問 59	②	問 93	①
問 26	④	問 60	③	問 94	②
問 27	③	問 61	③	問 95	③
問 28	③	問 62	②	問 96	②
問 29	①	問 63	①	問 97	④
問 30	①	問 64	④	問 98	②
問 31	④	問 65	③	問 99	③
問 32	①	問 66	④	問 100	③
問 33	③	問 67	②		
問 34	①	問 68	④		

問1 ②
解説

植物などの天然の資源をそのまま、あるいは簡単な加工のみを施して用いられる医薬品（生薬や漢方薬）もあります。

問2 ③
解説

化学式をそのまま表す化学名は実用的ではありません。一般名と国際一般名は異なる場合もあります。医薬品名称調査会で認められる名称が一般名です。

問3 ④
解説

日本において、医薬品名称調査会承認名（JAN）として認められた名称が一般名です。

問4 ②
解説

処方箋の保存義務は、病院、診療所では2年、薬局では3年と定められています。

問5 ②
解説

麻薬を処方し、使用することを認めるのが麻薬施用者免許、麻薬の管理を認めるのが麻薬管理者免許です。都道府県知事により交付されます。

問6 ③
解説

麻薬は、麻酔や、がんに伴う激しい痛みを取り除く、などといった医療目的で使用されます。一方、日本では、大麻は大麻取締法による厳しい規制を受けます。医薬品医療機器等法は、化粧品や医薬部外品も対象とします。

問7 ③
解説

施錠できる設備で保管するように定められているのは毒薬です。

解答・解説 ● 1

問 93 ビタミン B$_9$ ともよばれ、胎児の成長にも関与するビタミンはどれか。 解答

①葉酸　　　②アスコルビン酸　　　③ナイアシン　　　④リボフラビン

問 94 つぎのうち、ビタミン E の効果として適さないものはどれか。 解答

①動脈硬化の予防　　②夜盲症の改善　　③血行の促進　　④生殖機能の維持

問 95 つぎのうち、脂質異常症の治療薬ではないものはどれか。 解答

①クロフィブラート　　②プラバスタチン　　③レチノイド　　④プロブコール

問 96 骨粗しょう症の治療薬として適さないものはどれか。 解答

①活性型ビタミン D　　②ビタミン E　　③ビタミン K　　④カルシトニン

【消毒薬の効果と適用】

問 97 つぎのうち、人体への使用が可能な消毒薬はどれか。 解答

①過酢酸

②フタラール

③次亜塩素酸ナトリウム

④イソプロパノール

問 98 イソジン液として知られる消毒液はつぎのうちどれか。 解答

①エタノール

②ポビドンヨード

③クロルヘキシジングルコン酸塩

④グルタラール

問 99 つぎの説明で誤っているものはどれか。 解答

①グルタラールは、内視鏡の消毒に適する。

②高水準の消毒薬ほど殺菌スペクトルが広い。

③低水準の消毒薬でも、使用時にはマスクなどを装着する。

④次亜塩素酸ナトリウムは、金属を腐食させる。

問 100 つぎの説明で正しいものはどれか。 解答

①逆性石けんと通常の石けんを併用すると効果が高まる。

②クロルヘキシジングルコン酸塩は、粘膜の消毒に適する。

③イソプロパノールは、B 型・C 型肝炎ウイルスには無効である。

④エタノールは、5 ～ 10％程度の濃度で使用される。

問 87 更年期障害の治療薬となるホルモン製剤はどれか。

解答

①エストラジオール
②プロゲステロン
③テストステロン
④プロピルチオウラシル

問 88 甲状腺ホルモンの分泌過剰に用いられるものはどれか。

解答

①インスリン
②テストステロン
③トリヨードサイロニン
④チアマゾール

問 89 つぎの説明で誤っているものはどれか。

解答

①男性ホルモン製剤は、貧血の治療薬にもなる。
②プロゲステロンは、妊婦には使用できない。
③甲状腺ホルモンの分泌不足には、サイロキシンが有効である。
④エストロゲンは、骨粗しょう症の治療薬にもなる。

問 90 つぎの説明で正しいものはどれか。

解答

①インスリンは血糖を上昇させる作用をもつ。
②糖尿病患者の多くは2型糖尿病である。
③インスリンは肝臓で分泌されるホルモンである。
④インスリンは経口投与により用いることで作用を発揮する。

【代謝障害と治療薬】

問 91 つぎの説明で誤っているものはどれか。

解答

①水溶性ビタミンは過剰症よりも欠乏症に注意する。
②不規則な食事はビタミン欠乏症の原因となる。
③ほとんどのビタミンは体内で合成される。
④ビタミンは代謝に関与する補酵素の役割をもつ。

問 92 ビタミンと欠乏症の組み合わせて正しいものはどれか。

解答

①ビタミン B_1 —— 悪性貧血
②ビタミン B_3 —— 脚気
③ビタミン B_6 —— ウェルニッケ脳症
④ビタミン C —— 壊血病

別冊　総仕上げ！ 力試しの100問テスト ● 15

問 81 腎臓で産生されるエリスロポエチンのはたらきはどれか。　　　解答

①血圧を上昇させる機構を発動する。

②カルシウムの吸収を高め、骨の形成を促す。

③赤血球の産生を促進する。

④尿細管に作用し、尿の排泄を抑制する。

問 82 つぎの説明で誤っているものはどれか。　　　解答

①低カリウム血症ではだるさや筋力の低下がみられる。

②血中ナトリウム濃度が低下すると血圧が上昇する。

③カリウム保持性利尿薬は、尿細管の集合管に作用する。

④利尿薬は浮腫の改善に効果がある。

問 83 つぎのうち、ループ利尿薬とよばれるものはどれか。　　　解答

①フロセミド

②トリクロルメチアジド

③スピロノラクトン

④トリアムテレン

問 84 つぎの説明で正しいものはどれか。　　　解答

①アセチルコリン受容体作動薬は、尿閉の治療に有効である。

②尿失禁の治療には、α_1受容体遮断薬を用いる。

③β受容体作動薬は、膀胱を収縮させる。

④アセチルコリン受容体遮断薬は、副交感神経のはたらきを促す。

【ホルモンのはたらきと治療薬】

問 85 抗利尿作用をもち、尿崩症の治療に用いられるものはどれか。　　　解答

①副腎皮質刺激ホルモン

②バソプレシン

③アンドロゲン

④プロゲステロン

問 86 子宮収縮薬としての作用をもたないものはどれか。　　　解答

①麦角アルカロイド

②オキシトシン

③チアマゾール

④プロスタグランジン

14 ● 別冊　総仕上げ！力試しの100問テスト

【消化器の治療に用いる薬】

問 75　潰瘍を防ぐ防御因子とされるのはつぎのうちどれか。　解答

①ペプシン　　②胃酸　　③ピロリ菌　　④粘液

問 76　防御因子を強化する消化性潰瘍治療薬に含まれないものはどれか。　解答

①スクラルファート

②エメチン

③プロスタグランジン

④アルギン酸ナトリウム

問 77　つぎの説明で正しいものはどれか。　解答

①ジアスターゼは苦味薬である。

②リパーゼはでんぷんを分解する作用をもつ。

③センブリやウイキョウは健胃薬として使われる。

④健胃薬は胃液の分泌を抑える。

問 78　つぎのうち、止痢薬ではないものはどれか。　解答

①塩酸ロペラミド

②タンニン酸アルブミン

③酸化マグネシウム

④天然ケイ酸アルミニウム

問 79　つぎの説明で誤っているものはどれか。　解答

①下剤の使用時には脱水に注意する。

②ヒマシ油は腸の蠕動運動を抑制する。

③浣腸液は直腸の粘膜を刺激する。

④カルメロースナトリウムは膨張性下剤である。

【泌尿器に作用する薬】

問 80　腎臓のはたらきに含まれないものはどれか。　解答

①ビタミン D の活性化

②レニンの分泌

③体液バランスの調節

④尿素の生成

別冊　総仕上げ！ 力試しの100問テスト ● **13**

【呼吸器の治療に用いる薬】

問 69 つぎのうち、呼吸の中枢としての役割をもつのはどれか。

解答

①大脳

②中脳

③視床下部

④延髄

問 70 気管支拡張薬に含まれないものはどれか。

解答

①キサンチン誘導体

②抗コリン作動薬

③β_2受容体作動薬

④コリンエステラーゼ阻害薬

問 71 つぎの説明で誤っているものはどれか。

解答

①吸入ステロイド薬は、喘息の長期管理には適さない。

②吸入ステロイド薬は、抗炎症作用をもつ。

③慢性閉塞性肺疾患と喫煙には因果関係がある。

④慢性閉塞性肺疾患では、気管支を拡張させる薬を用いる。

問 72 メチルシステインやカルボシステインは、つぎのどれにあたるか。

解答

①鎮咳薬

②去痰薬

③気管支拡張薬

④呼吸促進薬

問 73 つぎのうち、鎮咳薬に含まれないものはどれか。

解答

①コデイン

②ジヒドロコデイン

③ジモルホラミン

④デキストロメトルファン

問 74 つぎの説明で正しいものはどれか。

解答

①通常、鎮咳薬は湿性咳嗽に対して用いられる。

②喘息の患者には鎮咳薬の使用は適さない。

③咳の中枢は小脳にある。

④鎮咳薬はすべて麻薬性の医薬品である。

【血液系の治療に用いる薬】

問 62 つぎのうち、悪性貧血の治療に最も効果のあるものはどれか。
①副腎皮質ステロイド
②ビタミン B_{12} 製剤
③硫酸鉄
④タンパク同化ホルモン

問 63 つぎのうち、溶血性貧血の治療に最も効果のあるものはどれか。
①副腎皮質ステロイド
②ビタミン B_{12} 製剤
③硫酸鉄
④タンパク同化ホルモン

問 64 つぎの説明で誤っているものはどれか。
①血液中のヘモグロビン濃度が低下した状態を貧血という。
②悪性貧血は巨赤芽球性貧血のひとつである。
③葉酸は巨赤芽球性貧血の治療に用いられる。
④再生不良性貧血では、赤血球のみが減少する。

問 65 つぎのうち、ヘパリンの作用として正しいものはどれか。
①血液凝固因子の産生を抑制する。
②カルシウムイオンと結合して血液の凝固を阻害する。
③血液凝固を抑制する因子を活性化させる。
④プロトロンビンを活性化させる。

問 66 ワルファリンカリウムとの併用が適さないものはどれか。
①ビタミン A　　②ビタミン C　　③ビタミン E　　④ビタミン K

問 67 つぎのうち、止血薬に含まれないものはどれか。
①トラネキサム酸　　②アスピリン　　③アドレナリン　　④トロンビン

問 68 つぎの説明で誤っているものはどれか。
①抗がん薬による化学療法は、造血器のがんに有効である。
②ホジキン病と非ホジキン病に分けられるのは、悪性リンパ腫である。
③白血病では免疫の著しい低下がみられる。
④白血病は、がん細胞の増殖速度により骨髄性とリンパ性に分けられる。

【心臓・血管系の疾患に用いる薬】

問 56 つぎの説明で誤っているものはどれか。

①甲状腺ホルモンの過剰分泌は心不全を引き起こす。

②心不全では肺のうっ血が起こりやすい。

③心不全患者には利尿薬は禁忌である。

④高血圧は心不全のリスクとなる。

解答

問 57 強心薬として使われるのはつぎのうちどれか。

①β遮断薬

② ACE 阻害薬

③ニトログリセリン

④ジギタリス

解答

問 58 硝酸薬とよばれるものはつぎのうちどれか。

①ニトログリセリン

②ジギトキシン

③ニフェジピン

④プロプラノロール

解答

問 59 つぎの説明で正しいものはどれか。

①ニトログリセリンは狭心症の発作時に内服で用いる。

②カルシウム拮抗薬は、心筋の過剰な収縮を抑制する。

③β遮断薬は、気管支喘息の患者にも用いられる。

④心筋細胞が壊死した状態が狭心症である。

解答

問 60 カリウム保持性利尿薬が拮抗するホルモンはどれか。

①インスリン

②アンドロゲン

③アルドステロン

④カルシトニン

解答

問 61 高血圧治療薬の作用として誤っているものはどれか。

①ナトリウムの排泄促進

②末梢血管の拡張

③交感神経の興奮促進

④心筋の収縮抑制

解答

問 49　つぎの説明で誤っているものはどれか。
　①うつ病では、シナプスでの神経伝達物質の減少がみられる。
　②中脳の黒質の神経細胞が減少することによる疾患がパーキンソン病である。
　③幻覚や妄想は、統合失調症の陰性症状である。
　④うつ病と躁病の症状は交互に現れることもある。

【末梢神経に作用する薬】

問 50　つぎのうち、カテコールアミンに含まれないものはどれか。
　①サルブタモール　　②ドパミン　　③アドレナリン　　④ノルアドレナリン

問 51　つぎの説明で正しいものはどれか。
　①休息時にはたらく自律神経が交感神経である。
　②アドレナリン作動薬は、交感神経を抑制する。
　③抗アドレナリン作動薬は降圧薬としても使用される。
　④アドレナリン作動薬は気管支を収縮させる。

問 52　コリン作動薬の作用として誤っているものはどれか。
　①瞳孔の収縮　　②血圧の降下　　③膀胱平滑筋の弛緩　　④腺分泌の亢進

問 53　つぎの説明で誤っているものはどれか。
　①コリンエステラーゼ阻害薬は、抗コリン作動薬である。
　②抗コリン作動薬は、消化管の運動を抑制する。
　③ムスカリン受容体は、アセチルコリンの受容体である。
　④ムスカリン様作用薬は、副交感神経の興奮を促す。

問 54　目的の部位に麻酔薬を塗布して感覚を遮断する方法はどれか。
　①伝達麻酔　　②浸潤麻酔　　③局所麻酔　　④表面麻酔

問 55　つぎの空欄に入る正しい語句の組み合わせはどれか。
　　ア　神経と骨格筋との接続部を　イ　という。筋　ウ　薬は、　イ　に作用して、筋の反射を　エ　させて手術などの処置に備える。
　①ア：運動　　　イ：神経筋接合部　　ウ：緊張　　エ：亢進
　②ア：運動　　　イ：神経筋接合部　　ウ：弛緩　　エ：消失
　③ア：感覚　　　イ：シナプス　　　　ウ：弛緩　　エ：消失
　④ア：感覚　　　イ：シナプス　　　　ウ：緊張　　エ：亢進

【中枢神経に作用する薬】

問42 つぎの空欄に入る正しい語句の組み合わせはどれか。

全身麻酔薬は、大きく ア と イ に分けられる。そのうち深度調節をしやすいのが イ で、ウ などが使われる。エ などの ア は、作用の発現が速く、簡便に処置できるという特徴がある。

① ア：静脈麻酔薬　　イ：吸入麻酔薬　　ウ：亜酸化窒素　　エ：プロポフォール
② ア：静脈麻酔薬　　イ：吸入麻酔薬　　ウ：プロポフォール　　エ：亜酸化窒素
③ ア：吸入麻酔薬　　イ：静脈麻酔薬　　ウ：プロポフォール　　エ：亜酸化窒素
④ ア：吸入麻酔薬　　イ：静脈麻酔薬　　ウ：亜酸化窒素　　エ：プロポフォール

問43 つぎのうち、超短時間型の催眠薬はどれか。

① トリアゾラム
② フルラゼパム
③ フルニトラゼパム
④ フェノバルビタール

問44 つぎの説明で誤っているものはどれか。

① 催眠薬はγ-アミノ酪酸（GABA）の作用を増強する。
② 入眠障害には、短時間型の催眠薬は適さない。
③ 催眠薬の多くは向精神薬に指定されている。
④ 催眠薬には、不安を抑える作用をもつものもある。

問45 麻薬性鎮痛薬として用いられるアヘンアルカロイドはどれか。

① フェンタニル　　② ペンタゾシン　　③ ブプレノルフィン　　④ モルヒネ

問46 つぎのうち、抗精神病薬に含まれないものはどれか。

① ハロペリドール
② クロルプロマジン
③ オランザピン
④ アマンタジン

問47 つぎのうち、パーキンソン病の治療薬として最も用いられるものはどれか。

① エチゾラム　　② リスペリドン　　③ フェノバルビタール　　④ レボドパ

問48 ドネペジルがおもに用いられる対象はどれか。

① てんかん　　② 認知症　　③ 統合失調症　　④ 双極性障害

問 35 つぎのうち、抗がん性抗生物質はどれか。　解答 □

①ゲフィチニブ

②プレドニゾロン

③シクロホスファミド

④ブレオマイシン

【抗炎症薬・抗ヒスタミン薬・抗アレルギー薬】

問 36 つぎの空欄に入る正しい語句の組み合わせはどれか。　解答 □

有害な物質や微生物などの異物を　ア　して認識し、それを排除しようとする機能

が　イ　である。　イ　が過剰にはたらくことで生体に不利益が生じることを

ウ　といい、　エ　ともよばれる。

①ア：自己　　　　イ：炎症　　　　ウ：アレルギー　　エ：免疫反応

②ア：病原菌　　　イ：免疫　　　　ウ：炎症　　　　　エ：免疫異常

③ア：非自己　　　イ：免疫　　　　ウ：アレルギー　　エ：過敏症

④ア：非自己　　　イ：アレルギー　ウ：炎症　　　　　エ：過敏症

問 37 炎症に関与するケミカルメディエーターとされるものはどれか。　解答 □

①アセチルコリン　　②セロトニン　　③インスリン　　④カルシトニン

問 38 副腎皮質ステロイド薬として使われるホルモンはどれか。　解答 □

①アンドロゲン　　②糖質コルチコイド　　③エストロゲン　　④黄体ホルモン

問 39 つぎの説明で誤っているものはどれか。　解答 □

①アスピリンは非ステロイド系抗炎症薬である。

②非ステロイド系抗炎症薬は、鎮痛や解熱の作用ももつ。

③副腎皮質ステロイドは、骨粗しょう症の治療薬としてもつかわれる。

④インドメタシンの副作用として胃腸障害が現れる。

問 40 ヒスタミンのはたらきとして誤っているものはどれか。　解答 □

①腺分泌の抑制　　②血管の拡張　　③血管透過性の亢進　　④平滑筋収縮

問 41 つぎの説明で正しいものはどれか。　解答 □

①トロンボキサン A_2 は、気管支を拡張させる作用をもつ。

②抗ヒスタミン薬とよばれるのは H_2 受容体拮抗薬である。

③第 2 世代 H_1 受容体拮抗薬は抗アレルギー薬として用いられる。

④ケミカルメディエーター遊離抑制薬は、アレルギー性疾患には使用できない。

問 28　ウイルスに関する説明で誤っているものはどれか。

①細菌よりも小さい微生物である。

②核酸として DNA や RNA をもつ。

③細胞と同じように自ら増殖する能力をもつ。

④抗菌薬では効果が発揮されない。

解答

問 29　後天性免疫不全症候群の原因となるウイルスはどれか。

① HIV　　② AIDS　　③ MRSA　　④ RNA

解答

【抗がん薬について知ろう】

問 30　つぎの説明で誤っているものはどれか。

①腫瘍はすべてがんとよばれる。

②がん細胞は無限に増殖する。

③がん細胞は周囲の正常な細胞と調和しない。

④転移はがん細胞の特徴である。

解答

問 31　つぎのうち、骨髄抑制による症状に含まれないものはどれか。

①出血傾向　　　②貧血　　　③免疫力低下　　　④嘔吐

解答

問 32　つぎの説明で正しいものはどれか。

①抗がん薬による脱毛は一時的なものである。

②抗がん薬は正常な細胞は攻撃しない。

③肝臓は抗がん薬による傷害を受けにくい。

④腎臓は抗がん薬による傷害を受けにくい。

解答

問 33　がん細胞だけを狙って傷害するようにつくられた抗がん薬を何というか。

①抗がん性抗生物質

②代謝拮抗薬

③分子標的薬

④アルキル化薬

解答

問 34　つぎのうち、プラチナ製剤に分類される抗がん薬はどれか。

①シスプラチン

②メトトレキサート

③ビンクリスチン

④プレドニゾロン

解答

6 ● 別冊　総仕上げ！ 力試しの100問テスト

問 21 つぎの説明で誤っているものはどれか。

①血管外へ移行できるのは遊離型の薬物だけである。

②薬物成分は呼気などによっても排泄される。

③薬物代謝のはたらきはおもに肝臓が担っている。

④投与された薬物成分のすべては血液循環に入る。

解答

問 22 長期の連用により薬物への感受性が減弱することを何というか。

①薬物依存　　②耐性　　③分布　　④振戦

解答

問 23 つぎの説明で正しいものはどれか。

①生物学的半減期が長いほど持続作用が長い薬物である。

②同一の薬物を同じように投与した場合、個人差は現れない。

③高齢者では、成人に比べ薬物の効果が現れにくいことが多い。

④薬物の投与量は、必ずしも指示通りでなくても構わない。

解答

【抗感染症薬って何だろう】

問 24 つぎの説明で誤っているものはどれか。

①微生物が産生する抗菌作用をもつ物質が抗生物質である。

②世界初の抗生物質がメチシリンである。

③抗がん薬として使われる抗生物質もある。

④ペニシリンはフレミングにより発見された。

解答

問 25 つぎのうち、最小発育阻止濃度を表すのはどれか。

① MIC　　② TDM　　③ DNA　　④ HIV

解答

問 26 つぎの説明で正しいものはどれか。

①核膜をもつ生物が原核生物である。

②かびや酵母などの真菌は原核生物である。

③真菌は細菌よりも小さい。

④真菌には、単細胞生物と多細胞生物がいる。

解答

問 27 抗原虫薬では効果が期待されない微生物はどれか。

①赤痢アメーバ

②トキソプラズマ

③黄色ブドウ球菌

④膣トリコモナス

解答

別冊　総仕上げ！力試しの100問テスト ● 5

【薬理学と薬物作用】

問13 つぎの空欄に入る正しい語句の組み合わせはどれか。

LD_{50} は 50% ［ ア ］、ED_{50} は 50% ［ イ ］ を表す。50% ［ ア ］ を 50% ［ イ ］ で割って求める値を治療係数といい、その値が ［ ウ ］ ほど安全性の高い薬といえる。

① ア：有効量　　　イ：致死量　　　ウ：大きい

② ア：有効量　　　イ：中毒量　　　ウ：小さい

③ ア：致死量　　　イ：有効量　　　ウ：大きい

④ ア：致死量　　　イ：有効量　　　ウ：小さい

解答

問14 期待する治療目的に沿わない作用を表すものはどれか。

①主作用　　　　②副作用　　　　③局所作用　　　　④間接作用

解答

問15 薬物同士の作用が打ち消し合い、減弱して現れる作用はどれか。

①相互作用　　②拮抗作用　　③協力作用　　④相乗作用

解答

問16 つぎのうち、レセプターを表すものはどれか。

①受容体　　　②親和性　　　③神経伝達物質　　　④阻害薬

解答

問17 つぎのうち、作動薬を表すものはどれか。

①インヒビター

②ブロッカー

③アゴニスト

④アンタゴニスト

解答

【薬物の投与経路と体内動態】

問18 つぎのうち、初回通過効果に最も影響を及ぼす器官はどれか。

①胃　　　②小腸　　　③肝臓　　　④腎臓

解答

問19 つぎの説明で正しいものはどれか。

①初回通過効果により、薬物の作用は増大する。

②舌下投与では、初回通過効果を受ける。

③直腸内投与では、初回通過効果は受けない。

④皮下注射は静脈注射よりも薬物の作用の発現が速い。

解答

問20 つぎのうち、吸収の過程をもたない投与経路はどれか。

①経口投与　　　②舌下投与　　　③静脈注射　　　④筋肉内注射

解答

【医薬品の分類】

問 7 つぎの説明で誤っているものはどれか。

解答 □

①毒薬、劇薬、普通薬の順に毒性が強い。

②毒薬や劇薬は厚生労働大臣により指定される。

③劇薬は施錠できる設備において保管する。

④毒薬や劇薬の貯蔵や陳列は他の医薬品と区別する。

問 8 つぎの空欄に入る正しい語句の組み合わせはどれか。

解答 □

毒薬は ｜ ア ｜ 地に ｜ イ ｜ 枠・字によって医薬品名と「毒」の文字、劇薬は ｜ ウ ｜
地に ｜ エ ｜ 枠・字によって医薬品名と「劇」の文字を容器・ラベルに明記する。

①ア：黒　　イ：白　　ウ：白　　エ：赤

②ア：赤　　イ：白　　ウ：黒　　エ：白

③ア：白　　イ：黒　　ウ：白　　エ：赤

④ア：白　　イ：赤　　ウ：黒　　エ：白

問 9 パップ剤とは、つぎのうちどれにあてはまるか。

解答 □

①丸薬

②顆粒剤

③貼付剤

④懸濁剤

問 10 つぎの説明で正しいものはどれか。

解答 □

①内服した薬物の成分は、おもに胃で吸収される。

②口腔剤は外用薬に分類される。

③坐薬は経口摂取により用いる。

④注射薬は静脈注射と筋肉内注射のいずれかで用いる。

問 11 つぎのうち、処方箋なしでも購入できるものはどれか。

解答 □

① OTC 医薬品

②処方箋医薬品

③麻薬

④向精神薬

問 12 つぎの説明で誤っているものはどれか。

解答 □

①漢方薬は生薬を組み合わせて用いる。

②化学的製剤はおもに西洋医学で使用される。

③天然物を精製してつくられるのが生薬である。

④東洋医学は患者の治癒力を高めることを基本とする。

【薬物のきほんと法律】

問1 つぎの説明で誤っているものはどれか。
①薬物は人体にとって有害な毒物にもなりうる。
②化学的に合成されてつくられたものが医薬品である。
③医薬品に比べ、医薬部外品の作用は比較的緩徐である。
④医薬部外品は厚生労働大臣の指定を受ける。

問2 つぎの説明で正しいものはどれか。
①医薬品の化学名は日常的に使用しやすい名称である。
②国ごとの一般名と国際一般名は必ず一致する。
③医薬品は、化学名、一般名、商品名の3種類で示される。
④商品名は医薬品名称調査会で認められる名称である。

問3 つぎのうち、JANとよばれる用語はどれか。
①世界保健機関
②登録商標
③国際一般名
④医薬品名称調査会承認名

問4 つぎの説明で誤っているものはどれか。
①薬剤師は処方箋の交付はできない。
②薬局では処方箋を2年間保存しなければならない。
③処方箋を発行するには診療が必要である。
④処方箋には患者の個人情報も記載される。

問5 つぎの空欄に入る正しい語句の組み合わせはどれか。
麻薬に関しては、医師と薬剤師が取得できる麻薬　ア　免許と、医師のみが取得できる　イ　免許が設けられている。これらの資格は　ウ　により交付される。
①ア：施用者　　　イ：管理者　　　ウ：都道府県知事
②ア：管理者　　　イ：施用者　　　ウ：都道府県知事
③ア：施用者　　　イ：管理者　　　ウ：厚生労働大臣
④ア：管理者　　　イ：施用者　　　ウ：厚生労働大臣

問6 つぎの説明で正しいものはどれか。
①麻薬は医療目的でも使用することはできない。
②大麻は覚せい剤取締法による規制を受ける。
③覚せい剤の原料を取り扱う医療機関は都道府県知事による指定を必要とする。
④医薬品医療機器等法は、化粧品はその対象としない。

くすりのしくみとはたらき 要点整理＆ドリル
★別冊　総仕上げ！力試しの100問テスト

くすりのしくみとはたらき 要点整理＆ドリル

総仕上げ！力試しの100問テスト　別冊

監修　渡辺将隆　佐久総合病院薬剤部部長

　本体の要点整理とおさらいドリルをクリアしたら、理解度をチェックするためにそれらの知識をまとめた内容の100問テストに挑戦して、知識の定着とさらなるレベルアップを目指しましょう。

　正答がわかるだけでなく、それ以外の選択肢の意味や、誤っている部分、正しい部分などもきちんと理解できるように繰り返し学習しましょう。

■問題はすべて4択です。①〜④のうち、正解と思われる番号を解答欄に記入してください。

目標時間 **60**分

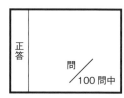

❷ 抗血栓薬

血液の凝固機能が亢進すると血液は固まり、凝固塊を形成します。**凝固塊は出血部位を塞ぎ、止血に機能しますが、ときとして血管を塞ぎ、血流を妨げる**ことがあります。これを**血栓**といいます。血栓は、血液の凝固機能に異常が起きた場合に発生するほか、血液の粘稠度が高い場合、血流に勢いがない場合、血液中の脂質が過剰な場合、血管壁が傷ついている場合などに発生しやすくなります。血栓が血管を塞ぎ血流が妨げられると、血液により運ばれる酸素や栄養の供給が阻害されます。そして致命的な状態になると、**虚血性心疾患**や**脳血管障害**などを引き起こすことになります。

血栓の形成を妨げたり、形成された血栓を溶解させることで血流を正常な状態にするために用いられるのが**抗血栓薬**で、**抗凝固薬、血栓溶解薬、抗血小板薬**などがあります。

①抗凝固薬

血液凝固を抑制する因子を活性化させることで血液の凝固を防ぐ**ヘパリン**や、**肝臓**でつくられる**プロトロンビン**などの血液凝固因子の産生を抑制することで血液の凝固を防ぐ**ワルファリンカリウム**、血液凝固反応に必要なカルシウムイオンと結合することで血液の凝固を阻害する**クエン酸ナトリウム**などが抗凝固薬として使用されます。ワルファリンカリウムは、凝固因子の産生に必要な**ビタミンK**と拮抗することで凝固因子の産生を抑制します。そのため、腸でビタミンKを産生する**納豆**や、青菜などのビタミンKを多く含む食品を合わせてしまうと作用が**減弱**するので注意が必要です。

②血栓溶解薬

血栓の溶解を促進する医薬品が血栓溶解薬です。**プラスミン**（血栓を溶解させる分解酵素）の前駆体である**プラスミノーゲン**を活性化させることでプラスミンの産生を促進して血栓を溶解する**ウロキナーゼ**や**t-PA**（組織プラスミノーゲン活性化因子）などがあります。ただし**血栓の溶解作用は全身において促進されるため、副作用として出血しやすくなる**点に注意が必要です。

③抗血小板薬

血栓を形成して止血にはたらく血小板の凝集作用を阻害するのが**抗血小板薬**です。抗炎症作用をもつ非ステロイド性抗炎症薬の**アスピリン**は、**血小板の凝集を抑え、血栓の形成を防ぐ**作用をもつために、抗血小板薬としても用いられます。

➡**脳血管障害**

脳の血流障害によって起こる脳の異常の総称が脳血管障害で、一般的に脳卒中とよばれます。脳細胞が壊死する脳梗塞や、脳での出血がみられる脳内出血やクモ膜下出血などがあります。

➡**ヘパリン**

肝臓で生成される、血液の凝固を抑制する作用をもつ多糖類の一種。ヘパリンにより血液の凝固を防ぎ、血管を持続的に確保することをヘパリンロックといいます。

➡**線溶**

血漿中に含まれるプラスミノーゲンが変化したプラスミンというタンパク質分解酵素により、血栓を形成するフィブリン（線維素）が溶かされ、血栓が除去されるしくみ。

❖ 抗血栓薬

[抗凝固薬]
血液凝固のしくみを阻害することで血栓の形成を抑制するのが抗凝固薬です。

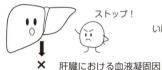
肝臓における血液凝固因子の産生を阻害する抗凝固薬（**ワルファリン**）

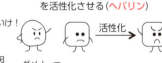
血液の凝固を阻害する因子を活性化させる（**ヘパリン**）

凝固反応に必要なカルシウムイオンに結合し、凝固反応を阻害する抗凝固薬（**クエン酸ナトリウム**）

[抗血小板薬]
止血の作用をもつ血小板のはたらきを阻害することで血栓の形成を抑制するのが抗血小板薬です。

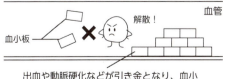
血小板の凝集を阻害することで血栓の形成を阻害（**アスピリン**）
出血や動脈硬化などが引き金となり、血小板が集まり（凝集反応）血栓を形成します。

[血栓溶解薬]
形成された血栓を溶解させる作用を示すのが血栓溶解薬です。

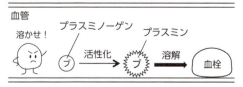
プラスミノーゲンを活性化し、線溶因子のプラスミンを産生し、血栓の溶解を促進する血栓溶解薬（**ウロキナーゼ、t-PA**）

❸ 止血薬

止血を目的として使用される医薬品は大きく全身性止血薬と局所性止血薬に分けられます。血液凝固因子であるプロトロンビンの産生に必要なビタミンKや、血栓を溶解させるはたらきをもつプラスミンの作用を抑制するトラネキサム酸などの抗プラスミン薬、血管壁を強化することで出血を抑制する血管補強薬などは全身に作用する止血薬として使用されます。また血管を収縮させることで止血するアドレナリンや、血液凝固を促進するトロンビンなどは局所性止血薬として用いられます。

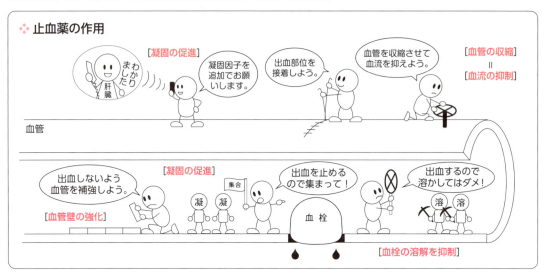

❹ 造血器悪性腫瘍の治療薬

がんは造血器（骨髄）においても発生します。造血器の悪性腫瘍には、おもに白血病とリンパ腫があります。これらの治療方法として、抗がん薬による化学療法のほか、放射線治療や造血幹細胞移植がおこなわれます。造血器に起こる悪性腫瘍は、抗がん薬による化学療法が有効な場合が多くみられます。

①白血病

血球のもととなる造血幹細胞が未熟な段階でがん化することにより、正常な血球細胞の産生が妨げられ、免疫機能の著しい低下や出血傾向などを起こす血液のがんが白血病です。白血病のうち、血球細胞の形成過程において造血幹細胞ががん化して分化を行わなくなり、骨髄でがん細胞として増殖を続ける状態を急性白血病、正常な血球細胞としての機能や分化能を残しながら比較的ゆっくりと増殖する状態を慢性白血病といいます。またがん細胞化する造血幹細胞が赤血球や血小板、単球などの骨髄系か、あるいはリンパ球系かによって骨髄性白血病とリンパ性白血病に分けられます。白血病の化学療法では、異常な造血幹細胞を攻撃して減らし、正常な造血幹細胞による造血を回復させるためにさまざまな抗がん薬が用いられます。

②悪性リンパ腫

白血病と同じ血液のがんで、ある程度成熟してリンパ球系細胞になった段階でがん化したリンパ球が血液やリンパによって運ばれ、リンパ節やリンパ系器官で増殖して起こります。悪性リンパ腫は大きくホジキン病と非ホジキン病に分けられます。悪性リンパ腫の化学療法でも、がん化したリンパ球を攻撃する抗がん薬が用いられます。

代表的な化学療法として、ホジキン病では、ドキソルビシン、ブレオマイシン、ビンブラスチン、ダカルバジンという4種類の抗がん薬を投与するABVD療法が行われます。非ホジキン病では、シクロホスファミド、ドキソルビシン、ビンクリスチンという3種類の抗がん薬にホルモン製剤のプレドニゾロンを組み合わせ、さらに抗体薬であるリツキシマブを併用するR-CHOP療法がよく行われます。

➡造血器
胎児期の初期には肝臓や脾臓が血液をつくり出しますが、妊娠4か月頃から骨髄が造血を開始し、出生後には骨髄が造血機能を担うようになります。

➡白血病
先天性の遺伝子異常のほか、放射線やウイルス（ヒトT細胞白血病ウイルス1型）などが原因とされます。

➡骨髄系・リンパ球系
造血幹細胞が骨髄で分化・成熟する赤血球、白血球、単球などを骨髄系といいます。骨髄である程度分化したのち胸腺や脾臓などに移動し、リンパ球に成熟するリンパ球系細胞をリンパ球系といいます。

➡抗体薬
免疫システムの主役である抗体を主成分とした医薬品で、抗原であるがん細胞を標的として攻撃します。

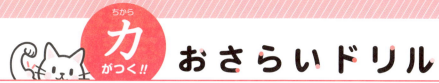

おさらいドリル

1 つぎの文章を読み、正しいものには○、誤っているものには×を書きましょう。

（1）ヘパリンは、血液の凝固因子を活性化させる。　［　　　］

（2）ウロキナーゼは、止血薬として用いられる。　［　　　］

（3）アスピリンは、抗血小板薬としても用いられる。　［　　　］

（4）アドレナリンは、全身性の止血薬として使用される。　［　　　］

（5）白血病の治療には、抗がん薬が効果的である。　［　　　］

2 空欄にあてはまる語句を書きましょう。

（1）血液中の＿＿＿＿＿＿＿＿＿＿濃度が減少した状態を貧血という。

（2）赤血球が破壊されることによって起こる貧血が＿＿＿＿＿＿＿＿＿＿性貧血である。

（3）硫酸鉄が有効なのは、＿＿＿＿＿＿＿＿＿＿性貧血である。

（4）クエン酸ナトリウムは、＿＿＿＿＿＿＿＿＿＿イオンと結合して血液の凝固を阻害する。

（5）血栓溶解薬は、プラスミンの前駆体である＿＿＿＿＿＿＿＿＿＿を活性化させる。

3 つぎの設問に答えましょう。

（1）巨赤芽球性貧血とはどのような貧血をいうか、簡潔に説明しなさい。

（2）ワルファリンカリウムが抗凝固薬として作用するしくみを簡潔に説明しなさい。

※答えはP.75からの解答を参照

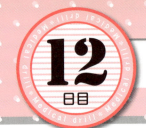

12日目 呼吸器の治療に用いる薬

学習のポイント
まずは呼吸器のしくみとはたらき、そして呼吸のメカニズムについてしっかりと理解しておくことで、呼吸器の治療薬についての学習がぐっと楽になります。またそれぞれの治療薬を用いる際の注意点についても押さえておきましょう。

1 呼吸器と薬

取り入れた空気から酸素を得てエネルギーをつくり出し、その過程で産生されて不要となった二酸化炭素を外へと排出することを呼吸といいます。外界から取り入れた空気は鼻（あるいは口）、咽頭、喉頭、気管、気管支を経て肺へ達します。気管支の先端には肺胞という微細な袋状器官が無数に形成されており、肺の内部を満たしています。肺胞まで達した酸素は、肺胞の表面を走行する毛細血管を流れる血液中の二酸化炭素と交換されます。これをガス交換といいます。

呼吸に障害が起きたときには、それを正常にするために呼吸中枢や自律神経を刺激したり、気道のはたらきを調節する医薬品が用いられます。呼吸器に作用する医薬品には、気管支喘息治療薬、呼吸促進薬、鎮咳薬、去痰薬などがあります。

①自律神経と呼吸

肺に進入した気管が無数に分岐したものを気管支といいます。気管支の太さは自律神経によって調節されており、多くの酸素を必要とするときは**交感神経のはたらきによって気管支が拡張**します。反対に休息時や睡眠時など酸素を活動時ほど必要としないときは、**副交感神経のはたらきによって気管支が収縮**し、呼吸運動を抑制します。

②呼吸運動と呼吸中枢

呼吸運動はおもに横隔膜や肋間筋などの呼吸筋によって行われますが、**この呼吸運動を制御しているのが呼吸中枢**です。呼吸中枢は脳幹をなす延髄と橋にあり、血液中の酸素や二酸化炭素の濃度を感知して呼吸の回数やリズム、深さを自動的に調節します。

➡肺胞
無数に枝分かれした気管支の先端に数億個も形成される袋状器官。その一つひとつと肺を流れる血液との間でガス交換が行われます。

➡橋
中脳と延髄に挟まれるように位置し、それぞれと脳幹を構成します。大脳と小脳の情報伝達を中継したり、呼吸調節の中枢の役割などをもちます。

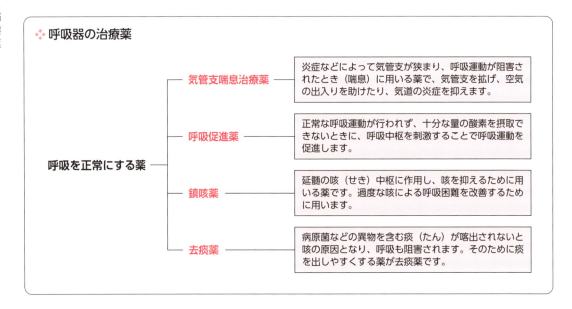

46

❷ 気管支喘息や慢性閉塞性肺疾患の治療薬

気道においてアレルギーなどを原因とする炎症が起こり、気道が腫脹（腫れること）して狭くなることで空気の出入りが阻害されたり、喀痰の分泌が過剰になるなどの症状が現れる疾患を気管支喘息といいます。また、**おもに喫煙が原因となり肺や気管支に炎症が起こる疾患を**慢性閉塞性肺疾患（COPD）といいます。どちらも気管や肺が傷害されて呼吸も困難になるため、**気管支を拡げたり、気道の炎症を抑える医薬品が使用**されます。

①気管支拡張薬

気管支を拡張させることで呼吸を改善するのが気管支拡張薬です。気管支平滑筋に存在するβ_2受容体に作用し、気管支平滑筋を弛緩させることで気管支を拡張するβ_2受容体作動薬（代表的なものにサルブタモールやプロカテロールなど）やキサンチン誘導体（代表的なものにテオフィリンやアミノフィリンなど）、そして気管支の収縮にはたらく副交感神経を抑制し、気管支拡張作用を示す抗コリン作動薬（代表的なものにイプラトロピウムやチオトロピウムなど）があります。

②吸入ステロイド薬

気道の炎症を抑えるために、抗炎症作用をもつ副腎皮質ステロイドが吸入薬として使用されます。微粒子状にした薬物成分を直接吸い込むため、経口投与や注射に比べ、**気道に対し局所的に効果を発揮**することができます。また患者自身で器具を用いて吸入することもできるため、**喘息の長期管理に適します**。ただし、毎日決められた量を正しく使用してもらうように指導することが大切です。おもな吸入ステロイド薬として、フルチカゾンやブデソニドなどが使用されます。

➡気管支喘息

炎症によって気管支が腫れあがり、内腔が著しく狭まることで呼吸が困難になる疾患。

➡β_2受容体

β_2受容体は気管支や血管の平滑筋に存在するアドレナリン受容体のひとつで、気管支や血管を拡張させるはたらきがあります。またβ_1受容体は、心筋に存在し、心筋の収縮を高めます。

➡吸入薬

噴霧式吸入器やネブライザーなどの器具により、微粒子状にした薬剤を気道から吸い込むことによって用いる医薬品。微粒子が小さいほど気管支の末端や肺胞まで到達することができます。

❖ 気管支喘息と治療薬

[気管支に炎症が生じた状態]

← 鼻腔　　炎症による腫れ　　肺 →

空気が通りにくい

喀痰

炎症や喀痰によって空気の通り道である気管支が狭まり、呼吸が阻害されます。

[気管支に作用する薬]

← 鼻腔　　炎症を抑える　　肺 →

気管支を拡張する

炎症を抑えて腫れをひかせ、気管支を拡張することで空気の出入りを改善します。

慢性閉塞性肺疾患とは… Column

慢性閉塞性肺疾患（COPD）とは、有毒な物質を長期間にわたり気道から吸入することで起こる肺の慢性的な炎症性疾患で、**喫煙者に多くみられます**。炎症によって気道や肺の組織（肺胞）が破壊されるため、空気の出入りが阻害され、呼吸不全や換気不全を引き起こします。かつて肺気腫と慢性気管支炎とよばれていた疾患を総称して慢性閉塞性肺疾患というようになりました。

おもな症状として、咳嗽、喀痰、労作性の息切れ（少し身体を動かしただけでも現れる息切れ）などですが、これらは日常的にもみられる症状のため、気づかずに重症化してから発見される疾患であることも特徴です。

慢性閉塞性肺疾患に対する薬物療法では、気管支拡張薬を吸入する治療が基本になります。気管支を拡げることで、換気を改善します。

❸ 呼吸促進薬

呼吸促進薬は、呼吸運動を制御する中枢を刺激して換気量（肺に出入りする空気の量）を増大させる薬で、新生児の仮死や、薬物による呼吸運動の過度な抑制、肺疾患を原因とする換気不全などを改善し、呼吸を正常にするために使用されます。呼吸中枢を興奮させるため、呼吸興奮薬ともよばれます。

呼吸促進薬のうち、**直接延髄の呼吸中枢を刺激することで呼吸を促進する薬を中枢性呼吸促進薬**といい、代表的なものにジモルホラミンがあります。一方、頸動脈や大動脈にある呼吸の化学受容器（酸素や二酸化炭素の濃度を感知し、呼吸中枢に伝達する受容器）に作用することで、**間接的に呼吸中枢を刺激し呼吸を促進する薬を末梢性呼吸促進薬**といい、ドキサプラムなどが使用されます。

❹ 鎮咳薬

気道を経由して体内に侵入する異物を排出しようとして起こる反射が咳嗽（せきのこと）です。咳嗽は、**喀痰も合わせて排出される湿性咳嗽**と**喀痰を伴わない乾性咳嗽**（かれたような咳）に分類されます。延髄にある咳中枢に作用し、咳嗽を抑えるために用いられる薬を鎮咳薬といいますが、喀痰や異物を排除する生体防御反射である咳を抑制することは身体への不利益も生じるため、**通常は乾性咳嗽に対して使用されます**。また喘息や慢性閉塞性肺疾患により気道が閉塞している場合は、鎮咳薬を用いることで咳嗽による喀痰の排出が抑制され、さらに気道が狭まってしまい**一層呼吸が苦しくなるため、使用しません**。

おもな鎮咳薬としては、コデインやジヒドロコデインなどの麻薬性鎮咳薬と、デキストロメトルファンやチペピジンなどの非麻薬性鎮咳薬があります。

➡ **コデイン**
モルヒネに似た成分を含むため、小児に使用するとまれに重篤な呼吸困難の副作用が生じる可能性があり、12歳未満への投与は禁忌とされています。

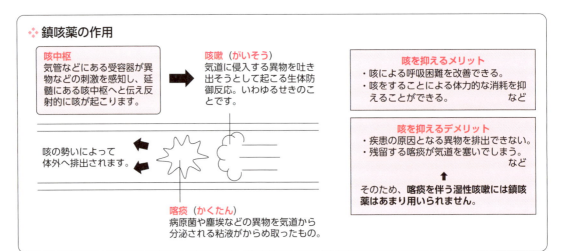

➡ **肺表面活性物質**
肺サーファクタントともよばれる肺胞の伸展に必要な物質。肺胞内の表面張力を減らし、肺胞が伸展するのを助けます。

❺ 去痰薬

気道の粘膜から分泌される粘液が病原微生物などの異物をからめ取ったものが喀痰で、痰ともよばれます。異物を排除するための機能ですが、呼吸を妨げたり、不快感の原因ともなります。

喀痰を喀出しやすくする薬を去痰薬といいます。去痰薬には、**喀痰の粘度を低下させて喀出しやすくする**メチルシステインやカルボシステイン、同じく**喀痰の粘性を下げたり、気道の線毛運動を促進して喀出しやすくする**ブロムヘキシン、肺表面活性物質や気道分泌物を増やし、**気道粘膜の表面を滑らかにすることで喀痰の排出を促す**アンブロキソールなどがあります。

力がつく!! おさらいドリル

1 つぎの文章を読み、正しいものには○、誤っているものには×を書きましょう。

（1）呼吸の中枢は、視床下部にある。 [　　　　]

（2）β_2受容体作動薬は、気管支を収縮させる。 [　　　　]

（3）吸入ステロイド薬は、喘息の長期管理に適する。 [　　　　]

（4）抗コリン作動薬は、副交感神経のはたらきを抑制する。 [　　　　]

（5）喘息では、鎮咳薬を積極的に用いる。 [　　　　]

2 空欄にあてはまる語句を書きましょう。

（1）おもに喫煙者にみられる肺や気道の炎症性疾患が ＿＿＿＿＿＿＿＿＿＿ 肺疾患である。

（2）喀痰を伴わない、かれたような咳を ＿＿＿＿＿＿＿＿＿＿ 咳嗽という。

（3）咳の中枢は、＿＿＿＿＿＿＿＿＿＿ にある。

（4）ドキサプラムは、＿＿＿＿＿＿＿＿＿＿ 性呼吸促進薬である。

（5）コデインは、＿＿＿＿＿＿＿＿＿＿ 性鎮咳薬である。

3 つぎの設問に答えましょう。

（1）去痰薬は、どのような作用により痰の喀出を促すか。

（2）通常、湿性咳嗽には鎮咳薬を用いないのはなぜか。

※答えは P.75 からの解答を参照

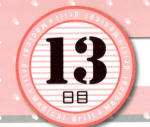

13日目 消化器の治療に用いる薬

学習のポイント
水分や食物、栄養素の消化・吸収だけでなく、免疫機能も兼ね備えた器官が消化管です。消化性潰瘍の治療薬については、消化管に損傷を与える攻撃因子と、それらから消化管を守る防御因子をしっかりと覚えた上で学習しましょう。

❶ 消化管と薬

口から肛門へと続く食物の通り道を**消化管**とよびます。消化管では食物から栄養や水分が吸収され、不要な残りかすが便となります。便は消化管にさらに輸送され、体外へと排出されます。

胃では**胃酸**や**ペプシン**により食物を溶かし、**小腸**での吸収を行いやすくしています。しかし、**胃酸やペプシンは強い消化作用をもつため、胃や小腸の粘膜まで傷つけてしまいます。**そのため胃や小腸の粘膜からは**粘液**が分泌され、胃酸などを中和することで損傷を防いでいます。胃酸やペプシンなど、**消化管の粘膜を傷害するものを攻撃因子**、粘液や胃粘膜の血流などの**消化管の粘膜を防御するものを防御因子**といいます。攻撃因子と防御因子がバランスよく機能することで、食物を溶かし、栄養や水分を吸収するという正常な消化が行われます。しかしそのバランスが崩れると消化管の粘膜が損傷したり、十分な消化が行われなくなります。消化管の機能に異常が起きたとき、それを正常に戻すために、**攻撃因子を抑制したり、防御因子を強化する薬、あるいは消化機能を亢進させる薬**などが用いられます。

➡ **ペプシン**
胃腺の主細胞から分泌されるペプシノーゲンが、胃酸によって活性化されたものが消化酵素のペプシンです。タンパク質を分解します。

❷ 消化性潰瘍の治療薬

炎症等により皮膚や粘膜が損傷し、その欠損がそれらの下層まで及んだ状態を**潰瘍**とよびます。潰瘍は、胃酸や消化液による炎症を原因として、食道や胃、腸などの消化管の粘膜において多くみられます。この消化性潰瘍は、**攻撃因子と防御因子のバランスが崩れることによって起こります**が、バランスが崩れる原因としては、**ピロリ菌（ヘリコバクター・ピロリ）**、**非ステロイド性抗炎症薬**（胃酸増大や胃粘膜の血流を悪化させる作用があります）**の服用**、**生活習慣**、**ストレス**などがあります。消化性潰瘍を治療するための医薬品として、潰瘍の原因となる**攻撃因子を抑制する薬**や、潰瘍の原因から消化管を守る**防御因子を強化する薬**などがあります。

➡ **ピロリ菌**
ピロリ菌＝ヘリコバクター・ピロリは、胃に生息し、胃酸を中和することで胃酸の消化作用にも耐える細菌です。胃炎や胃潰瘍、胃がんなどの原因となります。

➡ **糜爛（びらん）**
潰瘍の一歩手前で、粘膜の損傷が粘膜下層まで達せず、粘膜固有層でとどまっている状態は糜爛（びらん）とよばれます。

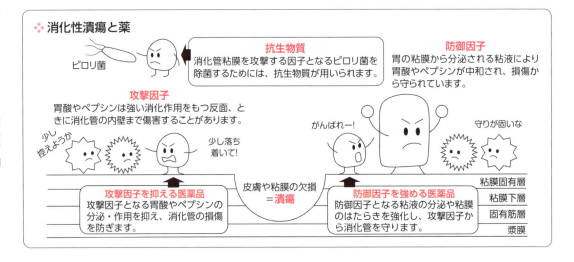

❖ 消化性潰瘍と薬

50

①攻撃因子を抑える薬

　胃酸やペプシンなどは、その強い消化作用のため、分泌する胃自身や隣接する食道、腸を傷害し、ときに潰瘍を引き起こす原因となります。胃酸やペプシンの作用を抑えるための医薬品として、強い酸性である胃酸を中和して酸性度を下げる**制酸薬**（水酸化アルミニウムゲルや水酸化マグネシウム）、ペプシンと結合することでペプシンの作用を低下させる**抗ペプシン薬**、そして胃酸自体の分泌を抑える**胃酸分泌抑制薬**（H₂受容体拮抗薬やプロトンポンプ阻害薬）などがあります。また消化性潰瘍の原因となるピロリ菌に感染している場合には、それを攻撃して作用を抑えるために**抗生物質**が用いられます。このとき**胃酸により抗生物質の抗菌力が損なわれないように**、胃酸分泌を抑える**プロトンポンプ阻害薬**が併用されます。

②防御因子を強化する薬

　攻撃因子から消化管の粘膜を守り、消化性潰瘍を治療するために、粘膜の血流を増大させたり、粘液などの防御因子に作用し、防御因子を強化する医薬品が用いられます。胃の粘液の分泌量を増加させる**アルギン酸ナトリウム**や潰瘍の表面に保護膜を形成して保護する作用をもつ**スクラルファート**、胃粘膜の血流を増やして胃粘膜を保護する**レバミピド**や**プロスタグランジン**などがあります。

❸ 健胃薬・消化薬

　唾液や胃液は、食物の消化に必要な消化液で、その分泌や作用が不足すると十分な消化が行われません。また唾液は、食物を円滑に嚥下したり、口腔内の細菌の繁殖を防ぐためにも重要です。消化不良や過食、食欲不振の状態などに用いられる医薬品として、**唾液や胃液などの消化液の分泌を促進して胃のはたらきを助ける健胃薬**や、胃液、膵液などに含まれる**消化酵素を製剤化し、薬として用いる消化薬**があります。健胃薬としては、**センブリ**や**ウイキョウ**といった苦みのある生薬を用いて味覚を刺激し、消化液の分泌を促進する**苦味薬**が用いられます。消化薬としては、でんぷん（炭水化物）を分解する**ジアスターゼ**や脂肪を分解する**リパーゼ**、膵液に含まれる消化酵素からつくられ強い消化作用を発揮する**パンクレアチン**などがあります。

❹ 制吐薬・催吐薬

　嘔吐や悪心（吐き気）を抑えるために用いる医薬品を**制吐薬**、胃の内容物を吐かせるために用いる医薬品を**催吐薬**といいます。嘔吐や悪心は、消化管からの刺激や脳圧の増大、平衡感覚を担う内耳や視覚、嗅覚からの刺激などにより、**延髄**の嘔吐中枢が興奮して起こります。制吐薬は延髄や、嘔吐・悪心を引き起こす刺激を受容して伝達する器官にはたらきかけ、刺激を遮断することで制吐作用を示し、**乗り物酔いなどから抗がん薬の副作用対策まで、幅広く用いられます**。

　催吐薬は毒物等を飲み込んだ際に用いられ、**胃の粘膜を刺激することにより嘔吐を誘発**します。**吐根**という植物に含まれる**エメチン**とよばれる成分が催吐薬として使用されます。

➡ H₂受容体拮抗薬

H₂受容体拮抗薬（H₂受容体遮断薬やH₂ブロッカーともよばれます）は、ヒスタミンとH₂受容体の結合を妨げ、胃酸分泌を抑えます（P.28参照）。

➡ プロトンポンプ阻害薬

胃腺をなす壁細胞において胃酸の分泌に関与する部分をプロトンポンプといいます。このプロトンポンプのはたらきを阻害し、胃酸の分泌を抑えるのがプロトンポンプ阻害薬（PPI）です。

➡ 膵液

膵臓で分泌され、小腸に注ぐ膵液は、タンパク質分解酵素であるトリプシン、炭水化物分解酵素であるアミラーゼ（またはジアスターゼ）、脂肪分解酵素であるリパーゼを含む、強い消化作用をもつ消化液です。

❖ 制吐薬の作用

受容器に作用して嘔吐中枢への伝達を抑制

脳圧の受容体 ── 脳に存在する圧力を感じるセンサー（受容体）が脳圧の変化を受けて延髄へと伝えます。

平衡感覚の受容体 ── 回転運動や身体の傾きの受容器である内耳が平衡感覚の異常を感知するとその刺激が延髄へと伝わります。

消化管の受容体 ── 口腔、鼻腔、咽頭、食道、胃などにある受容体が異物や毒物などの刺激を感じるとそれらを嘔吐により排出しようしてと延髄へ伝えます。

延髄
脳の最下端に位置し、呼吸運動や心臓の運動、嚥下機能のほか、嘔吐の中枢も担います。

延髄に作用して嘔吐を抑制

5 下痢と便秘の治療薬

　小腸でほとんどの栄養や水分を吸収された食物の残渣（＝のこりかす）は、**残りの水分や電解質を再吸収されながら大腸をゆっくりと進み、徐々に固形化されます**。固形化された便は、大腸の末端である直腸に貯まり、肛門から排出されます。

①止瀉薬

　過剰な腸蠕動運動などにより水分の吸収に障害が現れ、腸で**十分な水分が吸収されないまま液状の便が排泄される状態を**下痢といいます。下痢が続くことにより大量の水分や電解質が失われ、脱水などを引き起こします。下痢を抑えるために用いられるのが止痢薬で、止瀉薬ともよばれます。下痢は、過剰な水分摂取やストレス、生活習慣のほか、ウイルスや細菌などの微生物によって引き起こされるため、それぞれの原因に合わせた治療薬が選択されます。

　治療薬として、腸管の運動を抑制する腸管運動抑制薬（塩酸ロペラミドなど）や腸管の粘膜に被膜を形成して刺激を抑え蠕動運動を鎮める収斂薬（タンニン酸アルブミンなど）、有害物質を吸着して下痢を止める吸着薬（天然ケイ酸アルミニウムなど）などがあります。ただし下痢は、病原微生物などの有害な異物を素早く体外へと排出しようとして起こる現象でもあります。**医薬品による下痢の抑制はその防御機能も阻害することになるため、使用には注意が必要です**。

②下剤

　腸の閉塞や腸の蠕動運動の低下などによって**便が腸管で停滞し、過剰に水分が吸収されることで便が固くなり、排泄が困難になった状態を**便秘といいます。便秘の治療に用いられる下剤には、腸の蠕動運動を亢進させる作用をもつ刺激性下剤（ヒマシ油やダイオウなど）や腸管内に留まった薬が膨張して腸の収縮を促す膨張性下剤（カルメロースナトリウムなど）、便を軟化させて排泄を促す塩類下剤（酸化マグネシウムなど）、そして肛門から注入して直腸の粘膜を刺激し排泄を促す浣腸薬（液）などがあります。

　強制的に便を排出することは患者にとって苦痛となるだけでなく、**急激に過度な水分が失われて脱水や激しい血圧低下を引き起こすことがあるため、使用時には水分補給などの注意が必要です**。

➡ **ヒマシ油**
とうごまの種子からつくられる植物油の一種で、下剤として用いられるほか、抗炎症作用や抗菌作用、保湿作用などを期待して美容や健康目的としても使用されます。

➡ **ダイオウ**
ダイオウ（大黄）は、タデ科のダイオウ属植物の根および根茎を乾燥した生薬で、下剤や抗炎症などを目的として使用されます。

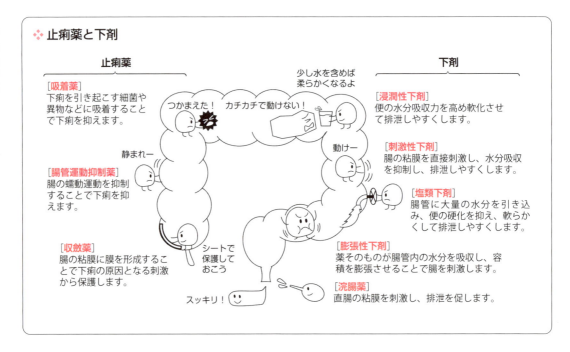

❖ 止瀉薬と下剤

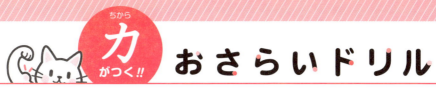

おさらいドリル

1 つぎの文章を読み、正しいものには○、誤っているものには×を書きましょう。

（1）胃の粘液は、潰瘍の原因となる攻撃因子である。　　　　　　［　　　］

（2）ピロリ菌は、消化性潰瘍の原因となりうる。　　　　　　　　［　　　］

（3）苦味薬は、消化液の分泌を抑える。　　　　　　　　　　　　［　　　］

（4）止痢薬である塩酸ロペラミドは、腸管のはたらきを亢進する。［　　　］

（5）下剤の使用時は、水分の摂取を控える。　　　　　　　　　　［　　　］

2 空欄にあてはまる語句を書きましょう。

（1）アルギン酸ナトリウムは、胃の粘液の分泌を ＿＿＿＿＿＿＿＿ させる。

（2）ジアスターゼは、＿＿＿＿＿＿＿＿ を分解する消化薬である。

（3）制吐薬は、＿＿＿＿＿＿＿＿ にある嘔吐中枢に作用する。

（4）エメチンは、嘔吐を誘発する ＿＿＿＿＿＿＿＿ 薬である。

（5）肛門から注入して用いる下剤が ＿＿＿＿＿＿＿＿ 薬である。

3 つぎの設問に答えましょう。

（1）潰瘍とは何か、簡潔に説明しなさい。

（2）膨張性下剤とは、どのような医薬品のことをいうか。

※答えは P.76 からの解答を参照

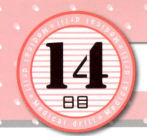

14日目 泌尿器に作用する薬

> **学習のポイント**
> 腎臓は血液を濾過し、尿によって毒素や老廃物を体外へ排泄してくれるだけでなく、体内の水分量や体液バランスを調節するための重要な役割を担っています。それを理解した上で学習していきましょう。また利尿薬は幅広く用いられる医薬品です。特徴と用途をつかんでおきましょう。

❶ 泌尿器と薬

腎臓は尿を生成する器官です。腎臓内の細動脈を流れる血液から濾し取られた、老廃物を含んだ水分が尿となります。**細動脈が集まり形成される糸球体から押し出された血漿＝原尿**は、糸球体につながる**尿細管**を流れ腎臓の内腔へと注ぎます。このとき**必要な水分や電解質、糖、アミノ酸などは再び体内に吸収されます**。腎臓から出た尿は、腎臓に接続する**尿管**を経由して**膀胱**に入り、**尿道**を通って体外へと排出されます。腎臓から続く尿の通り道を**尿路**といいます。**尿の生成と排出に関わる腎臓と尿路を合わせて泌尿器**といいます。泌尿器は有害な老廃物を排泄するだけでなく、水分や電解質などの排泄を調節することで**体液量や体液バランス（酸塩基平衡）、血圧を正常な状態に保つ**という重要な役割をもっています。

腎臓や尿路に異常が起きると体液の恒常性を保つことができず、身体にとってさまざまな不利益が生じます。そのため尿の排出を促したり、排出を調節する医薬品などが用いられます。

①腎臓と薬

腎臓は尿の生成を行うほか、**骨の形成に必要なビタミンDを活性化**させるはたらき（**活性型ビタミンDの産生**）や赤血球の産生を促進する**エリスロポエチン**の分泌、さらに**血圧を上昇させる機構を発動する**はたらきをもつ**レニン**の分泌などを行っています。腎臓の機能が障害されたときには、血圧や利尿を調節する薬のほか、**活性型ビタミンD製剤やエリスロポエチン製剤**などが用いられ、その機能が補われます。

②尿路と薬

腎臓が正常に尿をつくり出しても、尿路に異常があれば有害な物質を含む尿を体外へと排出することができません。尿路の異常としては、「**結石**などにより尿の通り道が塞がれる」「**膀胱**が収縮できず尿を押し出すことができない」「尿の通行を調節する**筋**やそれを制御する**神経**の異常により尿を排出できない、あるいは尿を我慢できない」といったことなどが挙げられます。排尿機能に異常が起きたときには、症状に合わせて排尿を促進あるいは抑制する薬や、尿から再吸収される水分や電解質の量を調節する薬、尿路の機能を改善する薬などが用いられます。

➡尿細管
腎臓の糸球体を包むボウマン嚢の一つひとつに接続するのが尿細管で、糸球体から浸みだす老廃物などを含んだ血漿＝原尿を腎臓内腔へと運びます。

➡レニン
腎臓で産生されるタンパク質分解酵素。血漿中のアンギオテンシノーゲンをアンギオテンシンIに加水分解します。アンギオテンシンIはさらにアンギオテンシンIIに変換され、アルドステロンの分泌を促したり、血管平滑筋を収縮させることで、血圧を上昇させます。

❖ 泌尿器と薬

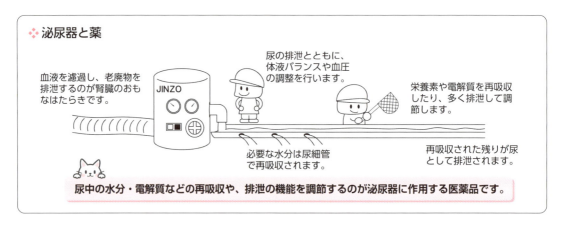

尿中の水分・電解質などの再吸収や、排泄の機能を調節するのが泌尿器に作用する医薬品です。

② カリウムとナトリウム

①高カリウム血症と低カリウム血症

カリウムは細胞のはたらきを調節したり、筋や神経のはたらきに関与しています。カリウムの排泄や摂取に異常が起こり、血液中の濃度が過剰になった状態を高カリウム血症、反対に著しく減少した状態を低カリウム血症といいます。カリウム濃度に異常があると細胞の機能が損なわれます。高カリウム血症では不整脈や心停止などの危険があり、低カリウム血症では、だるさや筋力低下、悪心・嘔吐、便秘、多飲、多尿などのほか、重症となると痙攣や麻痺、呼吸不全、不整脈などが現れます。

②ナトリウムの再吸収と尿浸透圧

尿に含まれるナトリウム、すなわち塩分を再吸収すると水分も同時に体内に引き込まれます。これは、濃度の異なる溶液が半透膜（水分や特定の物質だけ通す膜）を隔てて接したとき、濃度の低い方の水分が濃い方へと移動する浸透現象によるものです。ホルモンや薬物の作用によって血管内にナトリウムが多く再吸収されると、血中ナトリウム濃度が高くなり、浸透現象によって水分も血管内に引き込まれるため、排泄される尿も減り利尿が抑制されるのです。反対にナトリウムの再吸収が抑制され、尿中のナトリウム濃度が高くなれば、尿として排泄される水分も増え、利尿が促進されます。

③ 利尿薬

腎臓の尿細管に作用し尿の排泄を促進する薬を利尿薬といいます。おもな利尿薬として、ループ利尿薬、チアジド系利尿薬、カリウム保持性利尿薬などがあります。利尿を促進することで、排尿障害を改善するだけでなく、体液循環を正常に戻して浮腫を改善したり、血圧を下げるなどの効果を発揮します。

■ループ利尿薬：ヘンレループに作用して利尿作用を示すのがループ利尿薬で、代表的なものにフロセミドがあります。強い薬理作用と即効性をもつため、カリウムの過剰な排泄による低カリウム血症や、血圧の急激な低下などに注意する必要があります。

■チアジド系利尿薬：遠位尿細管の前半部分に作用してナトリウムの再吸収を抑制し、利尿作用を示す医薬品です。トリクロルメチアジドやヒドロクロロチアジドなどが用いられます。

■カリウム保持性利尿薬：カリウム保持性利尿薬は遠位尿細管の後半部や集合管にはたらきかけ、利尿作用を示します。またカリウムの排泄を促進するアルドステロンの作用を阻害するはたらきももつため、低カリウム血症の予防としても用いられます。代表的なものにスピロノラクトンやトリアムテレンがあります。ただし、反対に高カリウム血症の副作用が現れることもあるので注意が必要です。

➡浸透圧
濃度の異なる溶液が半透膜を通して接したとき、濃度の低い方の水分が高い方へと移動する現象が起こります。このとき半透膜にかかる圧力が浸透圧です。

➡浮腫
血管から出て組織中に存在する体液（組織液）が過剰になった状態。血流の悪化や組織液を回収するリンパ管の停滞などによって起こります。

➡アルドステロン
副腎から分泌される鉱質コルチコイドで、腎臓の集合管に作用し、ナトリウムの再吸収を促進し、一方でカリウムの排泄を促すはたらきをもちます。

❖ 利尿薬の作用

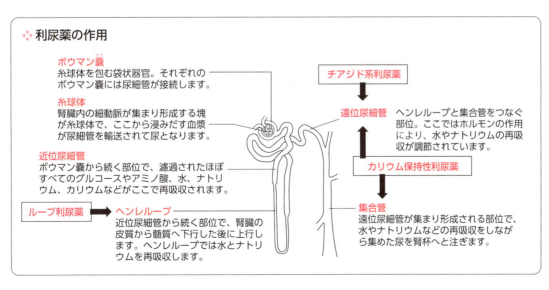

ボウマン嚢
糸球体を包む袋状器官。それぞれのボウマン嚢には尿細管が接続します。

糸球体
腎臓内の細動脈が集まり形成する塊が糸球体で、ここから浸みだす血漿が尿細管を輸送されて尿となります。

近位尿細管
ボウマン嚢から続く部位で、濾過されたほぼすべてのグルコースやアミノ酸、水、ナトリウム、カリウムなどがここで再吸収されます。

ループ利尿薬 → ヘンレループ
近位尿細管から続く部位で、腎臓の皮質から髄質へ下行した後に上行します。ヘンレループでは水とナトリウムを再吸収します。

チアジド系利尿薬
遠位尿細管
ヘンレループと集合管をつなぐ部位。ここではホルモンの作用により、水やナトリウムの再吸収が調節されています。

カリウム保持性利尿薬
集合管
遠位尿細管が集まり形成される部位で、水やナトリウムなどの再吸収をしながら集めた尿を腎杯へと注ぎます。

❹ 排尿障害と薬

正常な排尿が行われない状態を排尿障害といい、尿を漏らしてしまう尿失禁や膀胱内の尿を排泄できない尿閉、尿量が減少する乏尿・無尿、排尿回数が増加する頻尿などがあります。原因としては腎臓機能の異常のほか、排尿に関わる神経や筋の異常、前立腺肥大や尿路結石による尿路の閉塞などさまざまです。

①尿閉と薬

正常に尿が生成され、膀胱内に尿が貯留されているにもかかわらず排尿できない状態が尿閉です。尿閉には、排尿を抑制する交感神経のはたらきを抑えるα_1受容体遮断薬（タムスロシンなど）や、排尿を促進する副交感神経のはたらきを促すアセチルコリン受容体作動薬（ベタネコールなど）、コリンエステラーゼ阻害薬（ジスチグミンなど）などが用いられます。

②尿失禁と薬

無意識に、あるいは我慢しようとしても尿が漏れてしまう尿失禁では、尿閉と反対に交感神経のはたらきを促したり、副交感神経のはたらきを抑制して排尿を抑える薬が用いられます。尿道をひき締め、膀胱を緩める作用をもつβ受容体作動薬（クレンブテロールなど）やアセチルコリン受容体遮断薬（ソリフェナシンなど）などがあります。

③前立腺肥大と薬

膀胱直下に位置し、内部を尿道が貫く前立腺が肥大すると、膀胱や尿道を圧迫して尿の通行を妨げ、排尿障害を引き起こします。前立腺肥大の治療薬としては、抗アドレナリン作用により前立腺の平滑筋を弛緩させるα_1受容体遮断薬（タムスロシンなど）などが用いられます。

④尿路結石と薬

尿に含まれるカルシウムや尿酸、リン酸などが過剰となり形成される塊が結石で、結石により尿路が塞がれ排尿が困難になる状態を尿路結石といいます。尿路結石は、ほとんどの場合カルシウム結石で水に溶けないため、溶解させることができません。そのため、体外から衝撃波を当てて結石を砕いて排出しやすくする体外衝撃波結石破砕術（ESWL）や、内視鏡等を用いた外科的手術による破砕・摘出などが行われます。また水分をたくさん摂取することで自然排泄を促す方法もあります。結石による痛みがあるときには、抗炎症・鎮痛作用をもつジクロフェナック坐薬が多く用いられます。

薬物療法では、結石の発育抑制と溶解作用を示し、排出しやすくする排石薬（ウラジロガシエキスなど）や、酸性に傾いた尿をアルカリ性に近づけて結石を溶解したり再形成を予防するクエン酸製剤、副交感神経を抑制することで結石による激痛を軽減する抗コリン作動薬（ブチルスコポラミンなど）、尿の勢いにより結石を排出しやすくする利尿薬などが用いられます。

➡前立腺

膀胱直下に位置するくるみ大の生殖腺が前立腺で、男性にのみ存在します。精子を活性化させるはたらきをもつ前立腺液を分泌します。加齢によりホルモンバランスが崩れて肥大する前立腺肥大症は高齢の男性に多くみられます。

❖ 排尿障害と治療薬

[尿閉]
膀胱に尿が貯留し、排尿を行う機能に異常がないにも関わらず、尿が排泄されない状態。

副交感神経　膀胱

排尿量 UP　刺激
自律神経に作用し、排尿を促進する医薬品

前立腺の肥大や神経系の異常、精神的なもの、薬の副作用　などが原因

あふれ出した！

[尿失禁]
排尿に関する機能の障害などにより、我慢できずに尿が漏れ出してしまう状態。

交感神経

排尿量 DOWN　刺激
自律神経に作用し、排尿を抑える医薬品

[前立腺肥大]
肥大した前立腺が膀胱や尿道を圧迫し、排尿を妨げます。前立腺は通常、くるみ大程度ですが、肥大すると鶏卵大にもなります。

前立腺

前立腺に作用し、肥大を改善する医薬品

押されてポンプ機能が阻害され、尿が出せない！

出にくいし、痛い…！

[尿路結石]
代謝異常により過剰に沈着したカルシウムなどの塊。尿路を塞ぎ、排尿障害や痛みを引き起こします。

結石

結石を小さくしたり、出しやすくする医薬品

おさらいドリル

1 つぎの文章を読み、正しいものには○、誤っているものには×を書きましょう。

（1）利尿薬には、浮腫を改善させる効果がある。 [　　　　　]

（2）チアジド系利尿薬は、尿細管でのナトリウムの再吸収を促進する。 [　　　　　]

（3）尿閉の改善には、交感神経のはたらきを抑える医薬品が適する。 [　　　　　]

（4）尿失禁の治療には、副交感神経の興奮を促進する医薬品を用いる。 [　　　　　]

（5）前立腺の肥大は、排尿障害を引き起こす。 [　　　　　]

2 空欄にあてはまる語句を書きましょう。

（1）腎不全では、活性型 ＿＿＿＿＿＿＿＿＿ の産生が不足する。

（2）利尿薬には、血圧を ＿＿＿＿＿＿＿＿＿ 効果がある。

（3）フロセミドは、作用する部位から ＿＿＿＿＿＿＿＿＿ 利尿薬とよばれる。

（4）＿＿＿＿＿＿＿＿＿ 保持性利尿薬は、アルドステロンの作用を阻害する。

（5）アセチルコリン受容体遮断薬は、排尿を ＿＿＿＿＿＿＿＿＿ する作用する。

3 つぎの設問に答えましょう。

（1）エリスロポエチン製剤は、どのような作用を示すか。

（2）尿路結石の治療に用いるクエン酸製剤の作用を書きなさい。

※答えは P.76 からの解答を参照

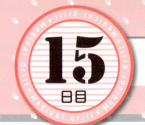

15日目 ホルモンのはたらきと治療薬

> **学習のポイント**
> 内分泌機能をもつ細胞から分泌され、全身のあらゆる器官の機能を調節するはたらきをもつ物質がホルモンです。ホルモン製剤については、解剖生理学で学習する内分泌系とホルモンの知識を復習するつもりで取り組んでみましょう。

❶ ホルモンと薬

内分泌腺において産生・分泌され、全身の**各器官の生理機能を調節する効果を発揮する物質**を**ホルモン**といいます。ホルモンはホルモンを分泌する細胞が直接**血液中**に分泌します。血液によって運ばれたホルモンは、薬物と同様に**標的器官に存在する受容体**と結合することで効果を発揮します。おもな内分泌腺として、内分泌系の中心的な存在である**視床下部**と**下垂体**のほか、**甲状腺、副甲状腺、副腎、膵臓、性腺**などがあり、それぞれがホルモンを分泌し、身体の機能を調節しています。

内分泌腺の異常によりホルモンの分泌が過剰になったり、過少になることで現れる異常が**内分泌疾患**です。内分泌疾患などの治療を目的としてホルモンを製剤化し、ホルモンのもつ薬理作用を利用して使用される医薬品が**ホルモン製剤**です。またホルモン製剤は、内分泌系の疾患以外にも、**アレルギー性疾患や悪性腫瘍（がん）**の治療などにも用いられます。

➡**視床下部**
中枢神経である間脳の一部で、ホルモン分泌の中枢であると同時に、体温調節や摂食、飲水、睡眠など、自律神経系の中枢としての役割ももちます。

➡**下垂体**
視床下部の一部で、わずか0.5g程度の非常に小さな器官が下垂体です。間脳から垂れ下がるようについていることから下垂体とよばれます。

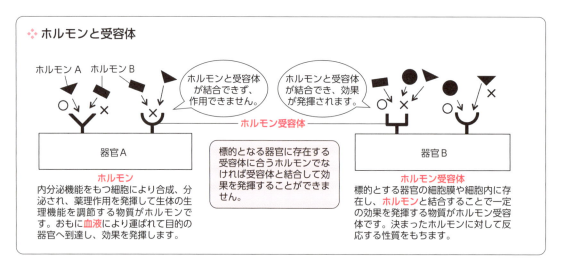

❖ ホルモンと受容体

ホルモン
内分泌機能をもつ細胞により合成、分泌され、薬理作用を発揮して生体の生理機能を調節する物質がホルモンです。おもに**血液**により運ばれて目的の器官へ到達し、効果を発揮します。

標的となる器官に存在する受容体に合うホルモンでなければ受容体と結合して効果を発揮することができません。

ホルモン受容体
標的とする器官の細胞膜や細胞内に存在し、**ホルモン**と結合することで一定の効果を発揮する物質がホルモン受容体です。決まったホルモンに対して反応する性質をもちます。

❷ 視床下部ホルモン・下垂体ホルモン

①視床下部ホルモン

視床下部は、**下垂体の機能を制御するホルモンを分泌する**、いわば内分泌系器官の中枢です。そのうち、**甲状腺刺激ホルモン放出ホルモン、黄体形成ホルモン放出ホルモン、副腎皮質刺激ホルモン放出ホルモン**など、下垂体のホルモン分泌を促進するホルモンからは、**下垂体を刺激する作動薬**がつくられます。また下垂体の機能を抑制するホルモン（**ソマトスタチン、プロラクチン放出抑制ホルモン**など）からは、**下垂体からのホルモン分泌を抑制する拮抗薬**がつくられます。

➡**ソマトスタチン**
下垂体からの成長ホルモンの分泌を抑制する作用をもつホルモン。視床下部のほかにも、膵臓や消化管の内分泌腺からも分泌され、インスリンや消化液の分泌も抑制します。

➡**プロラクチン**
出産後の乳汁の分泌を促進するホルモンで、下垂体から分泌されます。排卵を抑制するなど、性腺刺激ホルモンの分泌を抑える作用もあります。

②成長ホルモン（GH）

下垂体は成長や発育、排尿機能、分娩などに関与するホルモンのほか、他の内分泌腺の機能を調節するホ

ルモンを分泌する内分泌系の中心器官です。そのうち成長ホルモンは、下垂体前葉から分泌される身体の発育に関与するホルモンで、おもに骨格筋や骨の成長を促します。成長ホルモンの分泌過少は低身長症を引き起こすため、その場合には、ヒト成長ホルモン製剤が使用されます。

③甲状腺刺激ホルモン（TSH）

甲状腺から分泌される甲状腺ホルモンは、身体の発育や基礎代謝に関与するホルモンで、分泌過少は身体の発育や脳の発達障害を引き起こします。治療には、甲状腺ホルモンの分泌を刺激するために下垂体前葉から分泌される甲状腺刺激ホルモンが製剤として用いられます。

④副腎皮質刺激ホルモン（ACTH）

下垂体前葉から分泌されるホルモンで、副腎皮質の機能が低下し、副腎皮質ホルモンが分泌されないときに製剤として使用されます。副腎の皮質から分泌される副腎皮質ホルモンは、代謝や血糖の調節、抗炎症作用、電解質の調節などの作用をもちます。

⑤性腺刺激ホルモン

性腺の発達や妊娠に作用する性腺刺激ホルモン（卵胞刺激ホルモンと黄体形成ホルモン）は、下垂体前葉から分泌され、性腺（精巣・卵巣）を刺激し、その機能を亢進します。製剤化され、排卵誘発剤や不妊症の治療薬などとして用いられます。

⑥バソプレシン（ADH）

下垂体後葉から分泌される利尿を抑制する作用をもつホルモンで、抗利尿ホルモンともよばれます。製剤としては尿崩症（多尿により口渇などを示す疾患）の治療に用いられます。

⑦オキシトシン

下垂体後葉から分泌されるホルモンの1つで、子宮や乳腺を収縮させる作用をもちます。製剤化されて分娩時に子宮収縮薬として用いられます。ホルモン製剤以外では、麦角アルカロイドやプロスタグランジンなどが子宮収縮薬として使用されます。

➡基礎代謝

生命活動を維持するためだけに必要なエネルギーのこと。外部から取り込んだ酸素や栄養をもとに細胞がエネルギーをつくり出したり、そのエネルギーにより新たな物質をつくり出すことで生命活動を維持しています。

➡バソプレシン

尿細管に作用し、水分の再吸収を亢進して利尿を抑制します。

➡麦角アルカロイド

おもにライ麦などの麦類に寄生する麦角菌により産生されるアルカロイド（窒素を含む塩基性化合物の総称で、毒性や薬理作用をもちます）を麦角アルカロイドといいます。

❖ 視床下部と下垂体

下垂体前葉
成長ホルモンや、他の内分泌腺のホルモン分泌を刺激する甲状腺刺激ホルモン、副腎皮質刺激ホルモン、性腺刺激ホルモンなどを産生、分泌します。

下垂体後葉
バソプレシン（抗利尿ホルモン）とオキシトシンが分泌されます。下垂体の後葉にはホルモン産生機能はなく、2つのホルモンは視床下部で産生され、後葉へ運ばれ分泌されます。

大脳

間脳
視床、視床上部、視床下部などからなる部位です。

下垂体
間脳の一部である視床下部に垂れ下がるようにつく内分泌器官。

視床下部
間脳の一部で、下垂体からのホルモン分泌を調節する内分泌系の中心器官です。

脊髄

---

❸ 甲状腺ホルモン

甲状腺は喉頭部付近に位置し、気管の前方に付くアルファベットのH型をした内分泌腺です。甲状腺から分泌される甲状腺ホルモンは、基礎代謝や身体の成長、脳の発達に必要なホルモンで、分泌不足は無気力や抑うつ、浮腫、徐脈、低身長、脳の発達遅滞などを引き起こします。治療には、甲状腺ホルモンであるサイロキシン（チロキシン）やトリヨードサイロニン（トリヨードチロニン）などが製剤として用いられます。

一方、甲状腺の機能亢進による分泌過剰（おもにバセドウ病）では、代謝が過剰に活発化して動悸や息切れ、頻脈などの症状が現れます。過剰な分泌により異常が現れた場合には、甲状腺ホルモンの分泌や合成を抑制する作用をもつチアマゾールやプロピルチオウラシルなどが用いられます。ただし、チアマゾールは胎児の先天異常のリスクが高まるため、とくに妊娠初期は使用しない方がよいとされています。

➡バセドウ病

甲状腺ホルモンの過剰分泌により、甲状腺の腫脹、頻脈・動機、眼球突出などがみられる疾患。グレープス病ともよばれる自己免疫疾患です。

59

④ 糖尿病とインスリン

　血液中のブドウ糖（グルコース）が過剰となり慢性的に高血糖を示す病態が糖尿病です。食後などに上昇する血糖を下げる唯一のホルモンが、膵臓のランゲルハンス島β（B）細胞から分泌されるインスリンです。**インスリンは細胞がエネルギー源としてブドウ糖を取り込むために不可欠な物質**で、インスリンがなければブドウ糖の利用ができず、血液中に存在し続けるために高血糖を引き起こします。このインスリンが全く、あるいはほぼ分泌されずに高血糖を引き起こすのが1型糖尿病、インスリンの作用が低下することで引き起こされるのが2型糖尿病（糖尿病患者のほとんどは2型）です。

　特に1型糖尿病ではインスリン製剤の投与が必須となります。インスリンはアミノ酸が結合したペプチドホルモンであり、**経口投与では胃酸で分解されて作用が損なわれる**ため、注射（患者自身が行うインスリン自己注射では皮下注射）により投与されます。

❖ 糖尿病

正常な状態
細胞が血液中に存在するブドウ糖を取り込むにはインスリンが必要です。血液中のブドウ糖が過剰な状態が高血糖です。

2型糖尿病
インスリンの作用が低下して細胞がブドウ糖を取り込むことができずに血液中に残存することで高血糖を示します。

1型糖尿病
ランゲルハンス島β細胞が破壊されインスリンが全くあるいはほぼ分泌されないことにより、ブドウ糖の取り込みができず、高血糖を示します。

ブドウ糖をエネルギーとして活用したり、必要時に備えて貯える！

インスリンの作用が悪くてブドウ糖が取り込めない！

インスリンが分泌されない。インスリン製剤の注射が必須！

血管

インスリン
筋肉や肝臓などの細胞にはたらきかけ、ブドウ糖の取り込みを促進したり、貯蔵されているグリコーゲンの分解を抑制します。

血液中に存在するブドウ糖が過剰になることで血管を傷つけ、動脈硬化などを引き起こし、血圧も上昇します。

ブドウ糖（グルコース）

➡**破骨細胞**
マクロファージの一種で、古くなった骨を分解し、骨の新陳代謝を維持する細胞。破骨細胞により骨に貯蔵されているカルシウムが血中に放出されることを骨吸収といいます。更年期障害では破骨細胞のはたらきを抑えるエストロゲンの分泌が減少するため、必要以上に骨が分解されてしまい骨がもろくなります。

➡**更年期障害**
ホルモンバランスが崩れることで現れる精神的・身体的不調が更年期障害で、閉経前後（更年期）の女性に多くみられます。加齢に伴う卵巣機能の低下により、エストロゲンの分泌も減少しますが、脳からはエストロゲンの分泌を促す指令が出されるため、バランスが乱れてしまいます。

---

⑤ 性ホルモン

①男性ホルモン（アンドロゲン）

　男性の性腺機能を改善する治療薬として男性ホルモン製剤であるテストステロンやメチルテストステロンなどが用いられます。また男性ホルモンは赤血球の産生促進作用ももつため、**腎性貧血や再生不良性貧血の治療薬としても使用**されます。

②卵胞ホルモン（エストロゲン）

　卵胞ホルモンは第二次性徴を発現させたり、子宮内膜を肥厚させ、妊娠を助ける作用をもちます。卵胞ホルモンの分泌が減少することで身体の変調をきたす**更年期障害や卵巣機能不全の治療薬として**、卵胞ホルモン製剤であるエストラジオールなどが用いられます。また破骨細胞に作用して骨吸収を抑制する作用ももつため、**骨粗しょう症の治療薬としても使われます。**

③黄体ホルモン（プロゲステロン）

　排卵後の卵胞が変化した黄体や、妊娠時に形成される胎盤から分泌され、妊娠の維持にはたらくのが黄体ホルモンです。**切迫流産や月経異常の治療、黄体機能不全の治療薬として**黄体ホルモン製剤であるプロゲステロンやヒドロキシプロゲステロンなどが用いられます。

力がつく!! おさらいドリル

1 つぎの文章を読み、正しいものには○、誤っているものには×を書きましょう。

（1）成長ホルモンは、下垂体前葉ホルモンである。　　　　　　[　　　]

（2）尿崩症には、バソプレシンが効果的である。　　　　　　　[　　　]

（3）分娩時には、オキシトシンの使用は禁忌である。　　　　　[　　　]

（4）インスリンは、経口投与が適する医薬品である。　　　　　[　　　]

（5）男性ホルモン製剤は、貧血の治療薬としても用いられる。　[　　　]

2 空欄にあてはまる語句・数字を書きましょう。

（1）内分泌系の中枢は、＿＿＿＿＿＿＿＿＿＿　である。

（2）性腺刺激ホルモンは、＿＿＿＿＿＿＿＿＿＿　誘発剤として使用される。

（3）チアマゾールは、＿＿＿＿＿＿＿＿＿＿　ホルモンの分泌や合成を抑制する。

（4）インスリンが全く分泌されないのは、＿＿＿＿＿＿＿＿＿＿　型糖尿病である。

（5）エストラジオールは、＿＿＿＿＿＿＿＿＿＿　ホルモン（エストロゲン）製剤である。

3 つぎの設問に答えましょう。

（1）ホルモンとは何か、簡潔に説明しなさい。

（2）インスリンの作用を簡潔に説明しなさい。

※答えは P.77 からの解答を参照

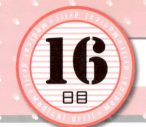

16日目 代謝障害と治療薬

学習のポイント
ビタミン製剤は、健康を維持するためのサプリメントとして気軽に服用されるイメージがありますが、そのはたらきについて、正確に理解しておきましょう。またビタミンの種類とともに欠乏症と過剰症を合わせて学習していくことが大事です。

❶ ビタミンとは？

三大栄養素（タンパク質・脂質・炭水化物＝糖質）のようにエネルギー源や身体をつくる物質ではありませんが、成長や健康の維持に欠かせない栄養素が**ビタミン**です。ビタミンは、**体内で行われる分解や合成などの物質代謝を助ける補酵素としての役割**や、**身体を正常に保つための補助的な役割**をもちます。必要とされるのは非常に微量ですが、ほとんどのビタミンは体内で合成することができないため、**食物から摂取**しなければなりません。

ビタミンは大きく水に溶けやすい性質をもつ**水溶性ビタミン**と、水に溶けにくく油脂に溶けやすい性質をもつ**脂溶性ビタミン**に分けられます。食糧不足などの問題が改善されている現代の日本では、ビタミンの摂取不足によるビタミン欠乏症は起こりにくいとされますが、アンバランスな食事や不規則な食事などが原因で欠乏症を引き起こすこともあります。また、通常は過剰摂取が起こりにくいビタミンでも、サプリメントの過剰な服用などにより過剰症を引き起こすこともあります。ビタミンは食物から摂取するのが理想ですが、不足した場合に**ビタミン製剤**が用いられることがあります。

➡ **油と脂**
油はさんずいがつく通り、常温で液体状のものを指し、脂は常温で固形状のものを指します。

➡ **サプリメント**
不足する栄養素を補う目的で摂取される栄養補助食品。薬剤のような形状をしていますが、医薬品ではなく、食品として扱われています。

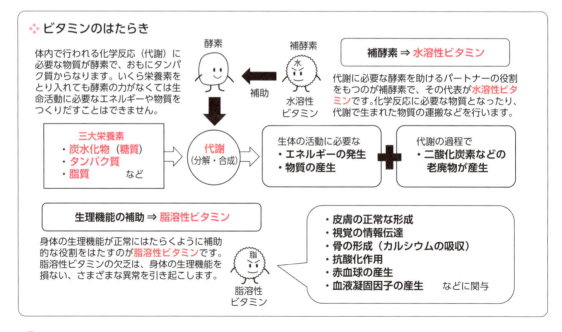

❷ 水溶性ビタミンと欠乏症

水溶性ビタミンには**ビタミンB₁、B₂、B₃、B₅、B₆、B₇、B₉、B₁₂、ビタミンC**があります。水に溶けやすい性質をもつために、**過剰に摂取した場合でも尿に含まれて排泄されやすいので過剰症は起こりにくい**ですが、欠乏症に注意が必要です。ビタミン欠乏症には、それぞれに必要なビタミン製剤が用いられます。

❖ 水溶性ビタミンと欠乏症

名称	別名	作用と欠乏症
ビタミンB₁	チアミン	糖質の代謝や細胞呼吸の補酵素として作用します。欠乏すると脚気（かっけ：全身の倦怠感、食欲不振、足のむくみやしびれなどがみられる末梢神経障害）やウェルニッケ脳症（軽度から昏睡まで起こる意識障害や眼球運動障害、小脳失調を特徴とする中枢神経障害）、乳酸アシドーシス（血液中に乳酸が増え過ぎて、アシドーシスを引き起こす状態で、食欲不振、吐き気、嘔吐、下痢、腹痛といった初期症状から、悪化すると過呼吸、脱水、低血圧、低体温、昏睡などがみられます）などが起こります。
ビタミンB₂	リボフラビン	脂質や糖質の代謝の補酵素として重要なはたらきをもちます。欠乏すると口角炎、口唇炎、口内炎、皮膚炎などの皮膚・粘膜の障害や成長障害などを引き起こします。
ビタミンB₃	ナイアシン	タンパク質や糖代謝、性ホルモンの合成、有害物質の解毒などに関与します。欠乏すると皮膚炎や下痢などが起こります。ナイアシンの欠乏によりこれらの症状が現れた状態をペラグラといいます。
ビタミンB₅	パントテン酸	三大栄養素の代謝に関与し、抗体の産生や副腎皮質ホルモンの産生などに重要なはたらきをもちます。腸内細菌によって合成も行なわれるため欠乏症は起こりにくいですが、欠乏すると栄養障害や免疫力の低下などがみられます。
ビタミンB₆	ピリドキシン ピリドキサール ピリドキサミン	ビタミンB₆にはピリドキシン、ピリドキサール、ピリドキサミンがあり、それぞれアミノ酸の代謝や神経細胞の情報伝達に関与します。欠乏するとけいれんや皮膚炎、貧血などを引き起こします。製剤としてピリドキシンやピリドキサールなどがあります。
ビタミンB₇	ビオチン	糖質、脂質、アミノ酸の代謝に関与する補酵素です。腸内細菌により合成されるため、欠乏症は起こりにくいですが、欠乏すると皮膚炎や結膜炎、脱毛などの皮膚疾患を引き起こします。
ビタミンB₉	葉酸	赤血球の産生に関与するため、欠乏すると巨赤芽球性貧血を引き起こします。またDNAをなす核酸の代謝に作用し、欠乏すると胎児の成長異常を引き起こすことがあるため、妊婦にとって重要な栄養素のひとつです。
ビタミンB₁₂	コバラミン	アミノ酸や脂質、葉酸の代謝などに関与します。欠乏すると巨赤芽球性貧血などを引き起こします。
ビタミンC	アスコルビン酸	コラーゲンの合成や軟骨の形成促進、抗酸化作用による老化抑制、メラニン色素の合成抑制などに関与します。不足すると壊血病（かいけつびょう：毛細血管がもろくなり、皮膚の内出血や歯茎などからの出血がみられる疾患）、貧血、骨の発育不良、シミやそばかすなどを引き起こします。

❸ 脂溶性ビタミンと欠乏症・過剰症

　脂溶性ビタミンには、ビタミンA、D、E、K（4種類DAKEと覚えましょう）があります。油脂に溶けやすいため、油と合わせて調理することで吸収がよくなる半面、水に溶けにくいため**尿による排泄がなされずに脂肪や肝臓などに蓄積されやすく**、過剰に摂取された場合には過剰症を引き起こすことがあります。

❖ 脂溶性ビタミンと欠乏症・過剰症

名称	作用	欠乏症・過剰症
ビタミンA	レチノイドともよばれ、視覚の情報伝達や皮膚、粘膜の形成に関与します。	欠乏すると夜盲症（暗順応が低下します）や皮膚の障害を引き起こし、過剰な摂取は悪心やめまい、頭痛などを引き起こします。また、胎児の奇形を発症することがあるので、妊娠初期の過剰摂取にも注意します。
ビタミンD	食物により摂取されるほか、紫外線を吸収した皮膚でも合成されます。肝臓や腎臓で活性型ビタミンDとなり、小腸でのカルシウム吸収や尿細管でのカルシウム再吸収を促進します。	欠乏すると骨の発育障害や骨粗しょう症を引き起こし、過剰な摂取は腎臓でのカルシウム沈着による腎不全の原因となります。
ビタミンE	トコフェロールともよばれ、抗酸化作用により細胞の老化を抑制します。脂質の酸化抑制による動脈硬化の予防や生殖機能の維持、血行の促進などの作用があります。	欠乏すると成人病のリスク増加や不妊、血行不良などを引き起こします。脂溶性ビタミンながら尿により排泄されやすく、過剰症は起こりにくいですが、サプリメントなどによる過剰摂取では骨粗しょう症のリスクも指摘されています。
ビタミンK	血液凝固因子（プロトロンビン）の合成や骨の形成に関与します。	欠乏すると出血しやすくなったり（低プロトロンビン血症）、骨粗しょう症の原因となります。過剰に摂取しても有害性は低いため、過剰症は起こりにくいです。新生児は母乳に含まれるビタミンKが不足すると頭蓋内出血を起こす危険があります。そのため新生児に対して健診時にビタミンKの投与が行われます。

❹ 脂質異常症と薬

血液中にはコレステロールやトリグリセリド（中性脂肪）、リン酸脂質、遊離脂肪酸などの脂質が存在します。脂質はエネルギーとして使われるほか、ホルモンや胆汁酸などの材料としても活用されます。脂質の過剰な摂取や代謝の異常などにより、**血液中の脂質の量に異常**（とくにコレステロールとトリグリセリドの増加がみられます）が生じた状態を**脂質異常症**（以前は高脂血症と呼ばれていました）といいます。過剰な脂質は血液の粘性を高め、血栓の形成や動脈硬化、高血圧を引き起こし、血液循環の障害による脳梗塞や心筋梗塞といった疾患の原因ともなります。**脂質異常症の治療は食事療法と運動療法を中心にして薬物療法が併用**されます。治療薬は肝臓や小腸でのコレステロールの合成や吸収を抑制したり、トリグリセリドの分解を促進する作用などをもちます。一方、脂質異常症治療薬の代表的な副作用に横紋筋融解症があります。

➡胆汁酸
肝臓でコレステロールから生成される胆汁の主成分が胆汁酸です。胆汁は胆嚢に貯えられた後、十二指腸に注ぎ、脂肪の消化を助けます。

➡横紋筋融解症
横紋筋（骨格筋や心筋をつくる筋）をなす細胞が融解・壊死を起こす疾患で、血液中にミオグロビンなどが大量に流出します。過剰なミオグロビンの排泄により腎臓に負担がかかり、腎不全を引き起こすことがあります。

❖ 脂質異常症の治療薬

HMG-CoA還元酵素阻害薬	肝臓で行われるコレステロールの合成に関与するHMG-CoA還元酵素の作用を阻害します。プラバスタチン、シンバスタチンなどがあります。
プロブコール	コレステロールを含んだ胆汁酸の排泄を促進するほか、コレステロールの合成を抑制したり、血管に付着するのを防ぐ作用をもちます。
フィブラート系薬	中性脂肪＝トリグリセリドの分解を促進し、血液中のトリグリセリド値を下げるはたらきをもちます。クロフィブラート、ベザフィブラートなどがあります。
ニコチン酸	脂肪組織から脂肪酸が分解、放出されるのを防ぐ作用や、末梢の血管を拡張させて血行を改善する作用をもちます。トコフェロールニコチン酸などがあります。
陰イオン交換樹脂（レジン）	腸の中でコレステロールと胆汁酸の吸収を抑える効果を発揮します。コレスチミドやコレスチラミンなどがあります。

❺ 骨粗しょう症と薬

骨を形成する**骨芽細胞**と、古くなった骨を分解する**破骨細胞**のはたらき（**骨吸収**）がバランスよく機能することで骨の新陳代謝が維持されています。このバランスが崩れ、骨の形成よりも早く、大量に骨が分解され、**骨に貯蔵されているカルシウムが過剰に血液中に放出される疾患が骨粗しょう症**で、骨密度が低下し骨がもろくなってしまいます。骨の新陳代謝を維持するのに重要なホルモンが甲状腺から分泌されるカルシトニンと、副甲状腺から分泌されるパラトルモン（またはパラソルモン）です。**カルシトニンは破骨細胞のはたらきを抑えて骨の分解を抑制**します。反対に**パラトルモンは破骨細胞を活性化させて骨の分解を促します**。

骨粗しょう症の治療に用いる薬としては、骨の形成を促進するカルシウム製剤や活性型ビタミンD製剤、ビタミンK製剤、そして骨の分解を抑えるカルシトニン製剤やエストロゲン製剤、ビスホスホネート製剤などがあります。

➡骨吸収
破骨細胞が古くなった骨を分解すると、貯蔵されていたカルシウムが血中に放出されます。このはたらきを骨吸収といいます。

➡ビタミンD
ビタミンDは食品から摂取されるほか、紫外線を吸収した皮膚でも生成されます。長時間、大量に紫外線を浴びることは有害ですが、適度に日光を浴び、ビタミンDを生成することも骨の形成などに重要です。

➡ビスホスホネート製剤
骨吸収を抑制し、骨密度の低下などを抑える医薬品。強力な作用をもつアレンドロン酸などがあります。

❖ 骨粗しょう症の治療薬

骨芽細胞と破骨細胞がバランスよく機能している状態 ＝健康で丈夫な骨

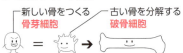

骨の形成より分解が過剰となり、骨がもろくなった状態 ＝骨粗しょう症

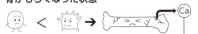

骨のカルシウムが過剰に血中に放出される

- カルシウムを補う**カルシウム製剤**や**ビタミンD製剤**
栄養摂取不足や加齢によりカルシウム吸収が低下すると骨粗しょう症を引き起こすため、カルシウム製剤や、小腸や腎臓でのカルシウム吸収を増加させるビタミンD製剤などが使用されます。

- 骨の形成を促進する**ビタミンK製剤**
骨にカルシウムを沈着させるはたらきをもつタンパク質を活性化させるビタミンK製剤などが使用されます。

- 骨吸収を抑制する**エストロゲン製剤**や**カルシトニン製剤**
女性ホルモンであるエストロゲンは、破骨細胞に作用して骨吸収を抑制するはたらきももちます。閉経後の女性はエストロゲンの分泌が低下し、骨粗しょう症を引き起こしやすいため、破骨細胞を抑制するエストロゲン製剤やカルシトニン製剤などが投与されます。

力がつく!! おさらいドリル

1 つぎの文章を読み、正しいものには○、誤っているものには×を書きましょう。

（1）物質の代謝に関与する酵素を総称してビタミンという。　　　　　[　　　　　]

（2）水溶性ビタミンの過剰症は、起こりにくい。　　　　　[　　　　　]

（3）ビタミンB_1の欠乏は、脚気の原因となる。　　　　　[　　　　　]

（4）妊婦は葉酸の摂取を控えたほうがよい。　　　　　[　　　　　]

（5）ビタミンKの不足は、骨粗しょう症の原因となる。　　　　　[　　　　　]

2 空欄にあてはまる語句を書きましょう。

（1）ビタミンB_3ともよばれる ＿＿＿＿＿＿＿＿＿ の欠乏は皮膚障害や成長障害を引き起こす。

（2）アスコルビン酸ともよばれる ＿＿＿＿＿＿＿＿＿ は、コラーゲンの合成を促進する。

（3）レチノイドともよばれる ＿＿＿＿＿＿＿＿＿ の欠乏は、夜盲症を引き起こす。

（4）甲状腺から分泌される ＿＿＿＿＿＿＿＿＿ は、骨の分解を抑える作用をもつ。

（5）HMG－CoA還元酵素阻害薬は、肝臓や小腸での ＿＿＿＿＿＿＿＿＿ 合成を抑える。

3 つぎの設問に答えましょう。

（1）プロブコールはどのような作用をもつ治療薬か。

（2）骨粗しょう症の治療薬として、ビタミンD製剤がつかわれるのはなぜか。

※答えは P.77 からの解答を参照

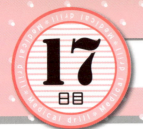

17日目 消毒薬の効果と適用

学習のポイント
医療現場において、最も日常的に用いる機会が多い医薬品が消毒薬かもしれません。高水準、中水準、低水準ごとに分類して覚えておきましょう。またおもな消毒薬については、使用可能な対象物とそうでない対象物も頭に入れておきましょう。

❶ 消毒とは？

　皮膚や器具などに付着した**病原微生物を感染が起こらない程度の状態まで除去、あるいは減らす処置のことを**消毒といいます。消毒は、病原性、非病原性を問わず、**すべての微生物を死滅させて除去する**滅菌とは区別されます。より**強い殺菌作用をもつ方法が滅菌**で、火や高圧の蒸気などによる高熱や、放射線、ガス（エチレンオキサイドガスなど）等を用いた物理的方法によって行われます。

　消毒は、熱湯や蒸気の熱、紫外線などにより行われる物理的消毒と、医薬品により行われる化学的消毒に分けられます。化学的消毒において病原微生物の作用を減弱させて感染が起こらないようにするために用いられる医薬品が消毒薬です。消毒薬は、その化学構造によりアルデヒド系やアルコール系、フェノール系、ハロゲン系などに分類されます。

➡ **物理的消毒**
焼却や煮沸消毒、平圧蒸気消毒などがあります。

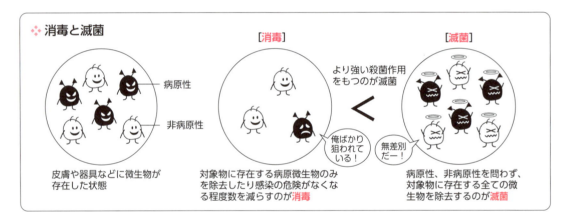

❖ 消毒と滅菌

❷ 消毒薬の適用

　微生物の種類によって消毒薬に対して示す抵抗性はさまざまです。通常、**一般的な細菌や真菌などに比べ、芽胞**（一部の細菌が作り出す耐久性のある構造体）や**ウイルス**などは強い抵抗性を示します。そのため一般的な細菌には効果があってもウイルスには無効であったり、ウイルスには有効であっても芽胞には効果がないといったことがあります。このように**消毒薬が微生物に対して増殖阻止作用を示す範囲のことを**殺菌スペクトルといいます。消毒薬は殺菌スペクトルに基づき、その効果の強さから高水準消毒薬、中水準消毒薬、低水準消毒薬に分けられます。**高水準の消毒薬ほど殺菌スペクトルが広い**といえます。しかし、高水準の消毒薬を使用すればすべての対象に適用が可能というわけではありません。低水準の消毒薬では効果を示さない病原菌がある一方で、高水準消毒薬では効果が**強力すぎて人体に有害**であったり、**金属を腐食**させるなどの効果を有することがあります。つまり、殺菌の目的となる微生物や使用する対象（器具に使うのか人体に使うのかなど）の種類によって最も適した消毒薬が選択され、使用することが重要なのです。

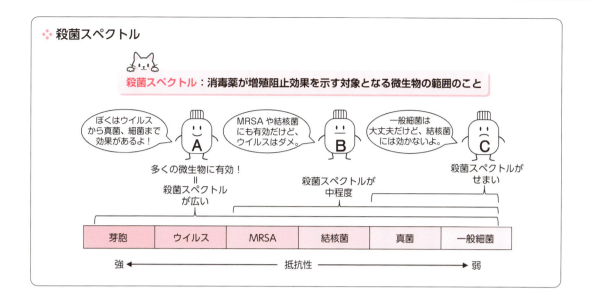

❸ 高水準消毒薬

　最も強い消毒効果をもち、ウイルスや芽胞、MRSA（メチシリン耐性黄色ブドウ球菌）、結核菌、緑膿菌などの細菌類、真菌類などあらゆる微生物に効果を発揮する消毒薬です。高水準消毒薬には、アルデヒド系の**グルタラール**や**フタラール**、過酸化物系の**過酢酸**などがあります。おもに**B型およびC型肝炎ウイルス**の消毒や**内視鏡**などの消毒に用いられますが、**人体に使用することはできません**。また皮膚や粘膜への付着により炎症などを引き起こすほか、気化した消毒薬を吸入することも人体に有害であるため、**使用時には換気に注意し、手袋やマスク、防護服などを着用**します。

■**グルタラール（グルタルアルデヒド）**：ほぼすべての微生物に有効で滅菌的な効果を期待できる消毒薬です。2％程度の濃度で使用されます。強力な消毒薬のため、**内視鏡**や、**ウイルスが付着した器材**などの消毒に用いられます。

■**フタラール**：0.55％液が用いられます。グルタラール同様にほぼすべての微生物に有効ですが、**芽胞**には十分な効果が期待できないこともあり、注意が必要です。

■**過酢酸**：0.3％程度の濃度で使用され、滅菌的な効果が期待できます。ただし、**金属を腐食**させる作用があるため、金属製の医療器具を長時間浸して使用しないようにします。

❖ 消毒薬の使い分け

消毒薬はその作用の強弱により使い分けられる！

強 ←――――――――――――――――→ 弱

高水準：効果は強いけれど、毒性が高く、使用対象や方法を選びます。
あらゆる微生物を除去できるけど、注意が必要だよ！
強い消毒作用をもち、滅菌的に使用できるものもある反面、**人体には有害**で使用できません。**芽胞**にも有効なのは高水準以上！

中水準：
除去できる微生物は限られるけど、安全で人体にも使える！
芽胞やB型・C型肝炎ウイルスなど一部を除いて多くの微生物に有効。人体に使用できるものもあります。

低水準：効果は弱いけれど、毒性が低く、比較的安全に使用できます。
一般的な細菌以外にはあまり効果を発揮しませんが、**手指**や**物品**などの通常の消毒に幅広く使用できます。

➡ **MRSA**
ペニシリンに耐性を示す細菌に対して効果があるとしてつくられたメチシリンにも耐性を示す細菌がMRSAです。薬剤耐性が強く、抗生物質が効きにくいため、感染すると重症化することも少なくありません。

➡ **結核菌**
結核の原因菌が結核菌で、1882年に細菌学者のロベルト・コッホにより発見されました。消毒薬にも強い耐性をもち、高圧蒸気による滅菌などが行なわれます。

➡ **緑膿菌**
緑色の色素を産生することから緑膿菌とよばれます。病原性は低いですが、抵抗力が低下しているときには日和見感染症（抵抗力の低下により、弱毒性の細菌でも発症する感染症の総称）の原因となります。消毒薬にも強い耐性をもちます。

④ 中水準消毒薬

高水準消毒薬に次いで強い効果をもち、多くの細菌や真菌、ウイルスのほか結核菌にも有効ですが、芽胞やB型およびC型肝炎ウイルス、HIVウイルス（ヒト免疫不全ウイルス：エイズの原因ウイルス）などには効果が期待できません（次亜塩素酸ナトリウムはB型・C型肝炎ウイルス、HIVウイルスなどにも有効です）。アルコール系のエタノールやイソプロパノール、フェノール系のフェノールやクレゾールせっけん液、ハロゲン系の次亜塩素酸ナトリウム、ポビドンヨードなどがあります。器具類の消毒に適するものや人体に使用可能なものなどがあり、用途によって使い分けられます。

■**エタノール**：およそ80％の濃度で手指・医療器具に使用されます。芽胞には無効ですが多くの細菌に有効です。また多くのウイルスにも有効ですが、B型およびC型肝炎ウイルスには無効です。

■**イソプロパノール**：50〜70％の濃度で手指・医療器具に使用されます。エタノール同様に芽胞やB型・C型肝炎ウイルスなどには無効です。

■**次亜塩素酸ナトリウム**：通常0.01〜0.1％程度の濃度で用いられます。多くの細菌や、B型・C型肝炎ウイルスを含む多くのウイルスに有効ですが、芽胞や結核菌には十分な効果が期待できません（0.1％以上の濃度で用いれば結核菌は死滅できます）。人体には使用できず、また金属を腐食させるため、汚染された食器や衣類、寝具など、非金属の器材・物品に使用します。

■**ポビドンヨード**：一般的にイソジン液とよばれ、5〜10％程度の濃度で手術部位や創傷の消毒、手指、粘膜の消毒、含嗽（うがい）などに使用されます。多くの細菌、ウイルスに有効ですが芽胞には無効です。

⑤ 低水準消毒薬

消毒薬では最も効果が低く、一般的な細菌以外のMRSA、結核菌、緑膿菌、芽胞や一部の真菌、ウイルス全般に対しては、多くが効果を示しません。そのぶん、人体への有害作用は低く、皮膚や粘膜の消毒や医療器具、身のまわりの設備などの消毒に適しています。

■**逆性石けん（ベンザルコニウム塩化物）**：0.05〜0.2％程度の濃度で皮膚、粘膜の消毒や医療器具の消毒に使用されます。MRSAや結核菌、芽胞、ウイルスなどには効果が期待できません。通常の石けん（陰性石けん）と併用したり、消毒の対象物に有機物（目に見える汚れなど）が存在すると効果が失われます。

■**クロルヘキシジングルコン酸塩**：臭気や皮膚への刺激性も少ないため、皮膚や器具（金属製も含む）の消毒に用いられますが、芽胞、結核菌、ウイルスなどには無効です。また粘膜への使用はショックを引き起こす可能性があるため禁忌です。

■**両性界面活性剤**：陽イオンによる殺菌力と、陰イオンによる洗浄力をあわせもつイオン性界面活性剤が両性界面活性剤（アルキルジアミノエチルグリシン塩酸塩など）です。一般的な細菌のほかにも、結核菌やMRSAに対しても効果が認められ、医療器具類の消毒や病室内環境の消毒などに使用されます。

➡逆性石けん

陰イオンにより汚れを洗浄する通常の石けん＝陰性石けんに対し、水中で陽イオンとなり、その部分が界面活性作用をもつ石けんが逆性石けんで、陽性石けんともよばれます。細菌を吸着して殺菌する作用をもつため、消毒に用いられます。

➡界面活性

物質同士の境界部分に作用し、性質を変化させること。水と油を混ざりやすくして洗浄するのも界面活性の性質を利用しています。

芽胞とは…

Column

一部の細菌が乾燥、高温などの生存に不適切な条件・環境下において、生き延びるために形成する耐久性の高い構造体のことをいいます。芽胞という殻の中で休眠することにより、熱や消毒剤にも強い耐久性、抵抗性を示して生存することができるため、死滅させるにはより強力な消毒剤（高水準）や消毒方法が必要となります。

この中に逃げ込もう！

芽胞
＝
消毒薬や熱などの刺激に耐えるためのシェルター

力がつく!! おさらいドリル

1 つぎの文章を読み、正しいものには○、誤っているものには×を書きましょう。

（1）消毒とは、対象物に存在するすべての微生物を死滅させることをいう。　［　　　］

（2）一般的な細菌よりも、ウイルスの方が消毒薬に対して抵抗性が高い。　［　　　］

（3）高水準の消毒薬であれば、あらゆる対象の消毒が可能である。　［　　　］

（4）グルタラールは、人体への使用はできない。　［　　　］

（5）クロルヘキシジングルコン酸は、粘膜には使用できない。　［　　　］

2 空欄にあてはまる語句を書きましょう。

（1）エタノールは、＿＿＿＿＿＿＿＿＿＿ 水準の消毒薬である。

（2）フタラールは、＿＿＿＿＿＿＿＿＿＿ 水準の消毒薬である。

（3）ポビドンヨードは、＿＿＿＿＿＿＿＿＿＿ 液ともよばれる。

（4）イソプロパノールは、B型・C型肝炎ウイルスに ＿＿＿＿＿＿＿＿＿＿ 効である。

（5）細菌により形成される高い耐久性をもつ構造体を ＿＿＿＿＿＿＿＿＿＿ という。

3 つぎの設問に答えましょう。

（1）殺菌スペクトルとは何か、簡潔に説明しなさい。

（2）高水準の消毒薬を使用する際に使用者が注意すべきことを書きなさい。

※答えは P.78 からの解答を参照

力がつく！ おさらいドリル　解答と解説

■1日目　薬物のきほんと法律

1

（1）×　**解説** 医療目的で適正に使用されれば有益ですが、使用方法によっては有害なものもあります。有益な化学物質＝薬物ではありません。また有益な医薬品でも副作用により不利益が生じることもあります。

（2）○　**解説** 西洋医学では化学的に合成された医薬品が多く使われます。

（3）○　**解説** 処方箋には、患者の個人情報や処方した医師の情報のほか、薬の内容、服用方法なども記載されています。

（4）○　**解説** 医薬品医療機器等法の対象は、医薬品、医薬部外品、化粧品、医療機器、再生医療等製品です。

（5）×　**解説** 麻薬施用者免許を取得できるのは医師のみです。

2

（1）**一般**　**解説** 成分などに由来し、公式に認められている名称が一般名です。

（2）**2**　**解説** 病院や診療所では2年間、薬局では3年間の保存が義務付けられています。

（3）**施錠**　**解説** 麻薬は作用や毒性が非常に強いため、その管理について厳しい規制の対象となります。

（4）**都道府県知事**　**解説** 覚せい剤の原料となる物質の使用が認められるのは都道府県知事の許可を受けた医療機関で、その目的も医療や研究のために限られます。

（5）**日本薬局方**　**解説** 日本で常用する医薬品の性質や純度、定量法、常用量などを定めた公的な規格基準書が日本薬局方です。

3　解答例

（1）臨床試験ともよばれ、医薬品をヒトへ投与し、その有効性や安全性を確認すること。

　　解説 治験を経て、厚生労働省の承認を受けたものが新薬として販売されます。

（2）診療・処方と調剤や販売、管理、服薬指導を分離し、それぞれ医師と薬剤師が分担して行うこと。

解説 診療と処方を医師が行い、調剤や販売などを薬剤師が行います。医学を専門とする医師と薬学を専門とする薬剤師が分業することで、より安全に医薬品を使用できるようにします。

■2日目　医薬品の分類

1

（1）○　**解説** 毒性が強い順に毒薬、劇薬、普通薬となります。

（2）×　**解説** 毒薬や劇薬の指定は、厚生労働大臣が行います。

（3）○　**解説** 医薬品医療機器等法により、施錠できる専用の設備での管理が求められます。

（4）×　**解説** トローチは内用薬に思われがちですが、口腔粘膜に直接作用させるため、外用薬に含まれます。

（5）×　**解説** 原則的には処方箋なしでは販売できません。大規模災害時や、研究・教育目的、予防接種など、一部認められる場合もあります。

2

（1）**注射**　**解説** 注射器により、血管や組織に注射をして投与するのが注射薬です。

（2）**厚生労働大臣**　**解説** 医師から処方箋の交付を受けた者以外に対して正当な理由なく販売してはならないとして、厚生労働大臣に指定された医薬品が処方箋医薬品です。

（3）**直腸**　**解説** 肛門から挿入し、直腸内に留めた薬物成分を粘膜から吸収します。

（4）**化学的**　**解説** 天然物をそのまま、あるいは簡単な加工のみで用いる医薬品は生薬といいます。

（5）**生薬**　**解説** 患者の症状に合わせ、複数の生薬を組み合わせて調合されたものが漢方薬です。

3　解答例

（1）白地に赤枠、赤字によって医薬品名と「劇」の文字を明記する。

　　解説 毒薬は黒地に白枠、白字で表記します。

（2）一般用医薬品ともいい、処方箋なしで一般の薬局等で購入できる医薬品のこと。

解説 処方箋医薬品に比べ作用が緩徐で、医師や薬剤師が関与しなくても購入できます。

■3日目　薬理学と薬物作用

1

（1）◯　**解説** 薬物が生体にどのような影響を及ぼすかを研究するのが薬力学です。

（2）✕　**解説** 50％致死量は、LD_{50}と示します。ED_{50}は50％有効量を示します。

（3）✕　**解説** 50％致死量を50％有効量で割って求める治療係数の値が高いほど安全な薬といえます。

（4）◯　**解説** 複数の薬物のもつ作用同士が打ち消し合うことで減弱します。

（5）◯　**解説** リガンドと受容体との結びつきやすさを親和性といいます。

2

（1）**最小有効量**　**解説** 最小有効量未満で、作用が発揮されない量は無効量です。

（2）**局所**　**解説** 薬物が血流によって全身を巡り出現する作用は全身作用といいます。

（3）**相乗**　**解説** 単独で使用するよりも強い薬理作用を発揮します。

（4）**リガンド**　**解説** ホルモンや薬物など、特定の受容体（レセプター）と結びつくことで作用を発揮する物質がリガンドです。

（5）**阻害**　**解説** 薬理作用に関わる酵素などのはたらきを阻害することで薬理作用の発現を妨げます。

3

解答例

（1）薬物を使用する本来の治療目的に沿わない不要な作用のこと。

解説 治療を目的として期待される作用を主作用といい、それ以外の作用が副作用です。

（2）作動薬ともいい、受容体と結合して活性化させることで薬理作用を発揮する医薬品のこと。

解説 同じように受容体と結合しても活性化させず、他の物質の結合を遮断して受容体のはたらきを阻害する医薬品はアンタゴニスト（拮抗薬）またはブロッカー（遮断薬）といいます。

■4日目　薬物の投与経路と体内動態

1

（1）✕　**解説** 舌下投与は口腔内に留めて吸収させるため、経口投与ではありません。投与された薬物成分は、口腔粘膜を通して頸部の静脈に入ります。

（2）◯　**解説** 直接静脈へ薬物成分を注入するため、効果が最も早く発現します。

（3）✕　**解説** 血管外へ移行できるのは、タンパク質と結合していない遊離型の薬物だけです。

（4）◯　**解説** 薬物を代謝し、排泄しやすくするのは肝臓の解毒作用のひとつです。

（5）◯　**解説** 退薬症状が精神的に現れた状態を精神的依存、身体的に現れた状態を身体的依存といいます。

2

（1）**初回通過効果**　**解説** 肝臓の代謝機能により、薬物成分が分解されることで作用が減弱します。

（2）**生物学的利用**　**解説** 投与された薬物量のうち、血管内へ移行する薬物量の割合を示します。

（3）**最高血中濃度到達**　**解説** 最高血中濃度（Cmax）に達するまでの時間が最高血中濃度到達時間（tmax）です。

（4）**耐性**　**解説** 長期間、同一の薬物成分を投与することで耐性が生じます。

（5）**薬物依存**　**解説** 麻薬や覚せい剤などの強い作用をもつ薬物では、薬物依存が起こりやすくなります。

3

解答例

（1）血液によって運ばれ、目的の部位へ達した薬物成分が、血管から出て組織へ移行する過程。

解説 このとき、血漿タンパク質（おもにアルブミン）と結合していない薬物成分のみが血管外へ移行し、組織に入り込んで薬理作用を発揮することができます。

（2）薬物血中濃度モニタリングといい、血中濃度を観察して薬物の投与時間や用量を管理すること。

解説 患者によって薬物が及ぼす作用には個人差があります。TDMを行なうことで、薬物の効果が適正であるか、強力な有害作用がないかなどを観察することが重要です。

71

■5日目　抗感染症薬って何だろう

1

（1）**○**　解説 微生物は種類によって構造も性質も異なります。そのため抗感染症薬も微生物により使い分けます。

（2）**×**　解説 ヒトの体内に常在し、有益なはたらきをする微生物も多く存在します。

（3）**○**　解説 耐性が生じた薬剤と類似した薬剤にも耐性を示すことを交差耐性といいます。

（4）**○**　解説 MICとは最小発育阻止濃度のことで、その数値が低いほど強い抗菌力をもちます。

（5）**×**　解説 インフルエンザには抗インフルエンザウイルス薬を用います。

2

（1）**ペニシリン**　解説 細菌のもつ細胞壁の合成を阻害することで抗菌作用を発揮します。

（2）**静菌**　解説 細菌の増殖、分裂を抑えることで感染症の悪化を防いだり、免疫系による防御作用を助けます。

（3）**選択**　解説 選択毒性により、ヒトには無害で細菌だけを傷害することができます。

（4）**真菌**　解説 真菌による感染症には抗真菌症薬を用います。

（5）**RNA**　解説 核酸としてRNA（リボ核酸）をもつウイルスがRNAウイルスで、インフルエンザウイルスやノロウイルス、ヒト免疫不全ウイルス、エボラウイルスなど、数多くあります。

3
解答例

（1）微生物が産生する抗菌作用を示す物質のこと。

解説 カビなどの微生物が産生する物質のうち、ほかの微生物や細胞の増殖・発育を阻害する作用を示すものを抗生物質といいます。抗感染症薬としてのほか、今では抗がん薬としても利用されています。

（2）細菌の増殖を抑えることのできる抗菌薬の最小濃度のこと。

解説 MICとは最小発育濃度のことです。この値が小さいほどより少ない量で効果を発揮できる、強力な抗菌薬ということができます。反対にMICの値が大きければその薬剤に対する細菌の耐性が強いといえます。

■6日目　抗がん薬について知ろう

1

（1）**○**　解説 切除が困難なほど大きな腫瘍を小さくするなどの、前処置として使われることもあります。

（2）**×**　解説 薬物の代謝を担う肝臓は、抗がん薬などの強い作用をもつ薬物を代謝することで傷害を受けやすくなります。

（3）**×**　解説 通常、抗がん薬による脱毛は一時的な症状で、投与を終えれば発毛機能は回復します。

（4）**○**　解説 吐き気や嘔吐、下痢などは抗がん薬による消化器への副作用です。

（5）**○**　解説 抗生物質のもつ細胞の増殖抑制作用を利用した抗がん薬もあります。

2

（1）**悪性**　解説 腫瘍のうち、悪性腫瘍をがんといいます。

（2）**毒性**　解説 抗がん薬はさまざまな作用で細胞毒性を発揮し、がん細胞を攻撃します。

（3）**アルカロイド**　解説 植物に含まれる窒素を含む塩基性の有機化合物をアルカロイドといい、その多くは毒性や特殊な生理・薬理作用を有しています。

（4）**プラチナ**　解説 がん細胞のもつDNAの二重らせん構造に結合して、複製を阻害したり、アポトーシスによりがん細胞を死滅させるはたらきをもちます。

（5）**アルキル化**　解説 アルキル基がDNAに付着するため、DNAの複製が困難となり、がん細胞を傷害します。

3
解答例

（1）抗がん薬の影響により骨髄の機能が低下し、正常な血球細胞の産生が損なわれること。

解説 抗がん薬の副作用により、骨髄に存在する造血幹細胞の機能が低下し、血球の産生や機能が抑制され、さまざまな弊害が出現します。

（2）がん細胞だけを標的として傷害する作用をもつ抗がん薬のこと。

解説 通常は正常な細胞までまとめて攻撃してしまう抗がん薬ですが、がん細胞だけを集中的に狙い撃ちするための抗がん薬が分子標的薬です。

■7日目　抗炎症薬・抗ヒスタミン薬・抗アレルギー薬

1

（1）✕　**解説** ヒスタミンは、血管の透過性を亢進します。

（2）○　**解説** 血管を拡張させ、その部分の血流を増やす作用があります。

（3）✕　**解説** 抗炎症薬として用いられるのは糖質コルチコイドです。

（4）○　**解説** アスピリンは炎症や痛み、発熱を抑える作用をもつ非ステロイド系抗炎症薬です。

（5）✕　**解説** 抗ヒスタミン薬とよばれるのは、H_1受容体拮抗薬です。

2

（1）**オータコイド**　**解説** 体内で産生されるオータコイドには、セロトニンやヒスタミンなど多数あります。

（2）**肥満（マスト）**　**解説** 肥満細胞は、造血幹細胞に由来する細胞で、マクロファージなどと同様に組織中に存在します。肥満細胞や好塩基球はヒスタミンを遊離し、炎症やアレルギー反応に関与する白血球です。

（3）**コレステロール**　**解説** ステロイドホルモンには、副腎皮質ホルモン、性ホルモンなどがあります。

（4）**副腎皮質**　**解説** 副腎皮質から分泌されるホルモンのひとつである糖質コルチコイドは、抗炎症作用や免疫抑制作用などをもち、炎症性の疾患や自己免疫性疾患の治療薬として用いられます。

（5）**アレルギー**　**解説** 喘息などのアレルギー性疾患の治療薬として使用されます。

3
解答例

（1）過剰な免疫反応により、身体にとって不利益な症状が現れた状態のこと。

　　解説 人体にとってそれほど有害でない物質に対しても過剰に免疫反応を起こすのがアレルギーで、過敏症ともよばれます。

（2）ヒスタミンとH_1受容体が結合するのを阻害したり、ヒスタミンが肥満細胞から遊離されるのを抑える。

　　解説 ヒスタミンと受容体の結合を阻害するだけでなく、肥満細胞からの遊離を抑える作用ももつのは、第2世代H_1受容体拮抗薬ともよばれます。

■8日目　中枢神経に作用する薬

1

（1）✕　**解説** 亜酸化窒素（笑気）は、吸入麻酔薬として使用されます。

（2）✕　**解説** 寝つきが悪い入眠障害には、超短時間型や短時間型の催眠薬を使用します。

（3）○　**解説** 依存性の高い催眠薬は、ほとんどが向精神薬に指定されています。

（4）○　**解説** 麻薬の対象となるのは麻薬性鎮痛薬です。

（5）✕　**解説** レボドパはドパミンの前駆物質で、不足するドパミンを補充するために用いられます。

2

（1）**吸入**　**解説** 全身麻酔薬は、吸入麻酔薬と静脈麻酔薬に大別されます。

（2）**超短**　**解説** 超短時間型の催眠薬は入眠障害で用いられます。

（3）**バルビツール**　**解説** バルビツール酸系の催眠薬は、依存性が高く、覚醒できないほどの深い眠りを引き起こすこともあるため、注意が必要です。

（4）**精神病**　**解説** 統合失調症は100人に1人程度の割合でみられる精神疾患です。

（5）**認知**　**解説** アセチルコリンを分解する酵素を阻害し、シナプス間隙でのアセチルコリン濃度を増加させる作用があります。認知症の原因となるアルツハイマー病の進行を抑える効果もあります。

3
解答例

（1）麻酔の深度調節や効果を持続させるのが難しい。

　　解説 換気を調節することでコントロールしやすい吸入麻酔薬に比べ、深度調節などが難しくなります。また、注射に対して恐怖心や抵抗のある患者への使用も注意が必要です。

（2）強い副作用や依存症に注意する。

　　解説 麻酔性鎮痛薬は強力な作用をもち、ほとんどが麻薬や向精神薬に指定されています。そのため取り扱いや、患者の依存症、強力な副作用などに注意します。

■9日目　末梢神経に作用する薬

1

（1）× **解説** アセチルコリンは副交感神経の神経伝達物質です。

（2）○ **解説** 交感神経のはたらきを抑制する抗アドレナリン作動薬は降圧作用や気管支収縮作用などをもちます。

（3）○ **解説** アセチルコリンと受容体の結合を遮断し、副交感神経のはたらきを抑制する作用をもつのが抗コリン作動薬です。

（4）× **解説** アセチルコリンを分解する酵素（コリンエステラーゼ）を阻害するコリンエステラーゼ阻害薬は、副交感神経を刺激するコリン作動薬です。

（5）× **解説** コカインは粘膜に使用することで局所麻酔作用を示します。

2

（1）**体性** **解説** 体性神経は運動神経と感覚神経からなります。

（2）**副交感** **解説** 緊張時、活動時にはたらくのが交感神経です。

（3）**表面** **解説** 目的部位の粘膜や創面に塗布し、麻酔効果を発揮する方法です。

（4）**局所** **解説** 全身に作用を及ぼす全身麻酔に対して、局所麻酔といいます。

（5）**弛緩** **解説** 運動神経と筋の接続部に作用し、骨格筋を弛緩させるのが筋弛緩薬です。

3 **解答例**

（1）交感神経に作用し、交感神経が興奮したときと同様の効果を示す医薬品のこと。

　解説 おもに血管、心臓に作用し、止血や血圧の維持、ショック時の強心などを目的として使用されます。

（2）目的とする部位に麻酔薬を注射することで感覚を遮断する麻酔法のこと。

　解説 皮下に麻酔薬を注入し、浸潤させて麻酔効果を発揮します。

■10日目　心臓・血管系の疾患に用いる薬

1

（1）○ **解説** 強心薬として用いられる治療薬の代表がジギタリスです。

（2）○ **解説** 血管を拡張させる作用をもつ硝酸薬は狭心症治療薬として用いられます。

（3）× **解説** ニトログリセリンは舌下投与で使用します。

（4）× **解説** 心臓の収縮力を抑えるβ遮断薬は狭心症の治療に効果がありますが、気管支を収縮させる作用ももつため、気管支喘息の患者には使用できません。

（5）○ **解説** 末梢血管抵抗は血圧を決定する重要な因子です。

2

（1）**カルシウム** **解説** 心筋や冠動脈の収縮に関与するカルシウムに拮抗するカルシウム拮抗薬は狭心症の治療に用いられます。

（2）**アンギオテンシン** **解説** アンギオテンシンは、昇圧機構に関与する物質です。アンギオテンシンはアンギオテンシン変換酵素のはたらきによりアンギオテンシンⅡに変換されます。アンギオテンシンⅡは、強力に血管を収縮させることで昇圧作用を示します。

（3）**カリウム** **解説** カリウム保持性利尿薬は、尿細管でのカリウム排泄を促進するアルドステロンの作用に拮抗し、カリウムの喪失を抑制します。

（4）**交感神経** **解説** 強い昇圧作用をもつホルモンがノルアドレナリンです。

（5）**不整脈** **解説** 不整脈治療薬を作用機序に違いによって4種類に分類します。

3 **解答例**

（1）冠動脈を拡張することで心筋への血流を増やし、心臓の負担を軽減する／静脈を拡張させて心臓への静脈還流を抑え、心臓の負担を軽減する／カルシウムに拮抗することで心筋の過剰な収縮を抑制する／心筋のβ受容体を遮断することで心臓の収縮力を抑え、心拍数を減少させる　など

　解説 心臓の負担を軽減したり、心臓への酸素供給を増やしてその機能を助ける効果を発揮します。

（2）過剰な水分やナトリウムなどを尿として排出することで循環血漿量を抑えて血圧を下げる。

解説 ナトリウムを多く排泄することで、浸透圧により水分も尿中に引き込まれ、排泄されます。

■11日目　血液系の治療に用いる薬

1

（1）× **解説** ヘパリンは血液の凝固を抑制する因子を活性化させます。

（2）× **解説** 血栓を溶解する作用をもつウロキナーゼは抗血栓薬として用いられます。

（3）○ **解説** アスピリンは抗炎症作用と合わせ、血小板の凝集を抑制する作用をもちます。

（4）× **解説** 血管を収縮させる作用をもつアドレナリンは、局所性の止血薬として使用します。

（5）○ **解説** 血液のがんである白血病には、抗がん薬による化学療法が行なわれます。

2

（1）**ヘモグロビン** **解説** ヘモグロビンの減少により、酸素運搬機能が著しく低下します。

（2）**溶血** **解説** 赤血球の細胞膜が破れ、ヘモグロビンが流出して赤血球が死ぬことを溶血といいます。

（3）**鉄欠乏** **解説** ヘモグロビンの材料となる鉄分が欠乏して起こる貧血です。

（4）**カルシウム** **解説** クエン酸ナトリウムは、血液凝固反応に必要なカルシウムイオンに結合し、そのはたらきを阻害します。

（5）**プラスミノーゲン** **解説** プラスミンは血栓を溶解する分解酵素です。

3 解答例

（1）ビタミンB₁₂や葉酸の欠乏により、正常な赤血球の産生やはたらきが阻害されて起こる貧血。

解説 ビタミンB₁₂は、赤血球の産生に必要な栄養素です。ビタミンB₁₂の吸収に必要な内因子（胃で産生されるタンパク質）の不足によっても起こります。それを悪性貧血とよびます。

（2）血液凝固因子の産生に必要なビタミンKのはたらきを阻害して、凝固因子の産生を抑制することで抗凝固作用を示す。

解説 肝臓で行われる血液凝固因子であるプロトロンビンの産生に必要な栄養素がビタミンKです。

■12日目　呼吸器の治療に用いる薬

1

（1）× **解説** 呼吸の中枢は延髄と橋にあります。

（2）× **解説** 交感神経を刺激するβ₂受容体作動薬は、気管支平滑筋を弛緩させ、気管支を拡張します。

（3）○ **解説** 吸入により用いることで局所に効果を発揮することができるため、長期的に使用し、管理することができます。

（4）○ **解説** 抗コリン作動薬は、アセチルコリンのはたらきを阻害し、副交感神経を抑制します。

（5）× **解説** 気道の閉塞がみられる喘息では、咳嗽による喀痰の排出を抑制することで、より呼吸が苦しくなってしまいます。喘息の発作時には、短時間作用型のβ₂受容体作動薬（気管支拡張作用があります）が使用されます。

2

（1）**慢性閉塞性** **解説** 通称COPDとして知られる疾患が慢性閉塞性肺疾患です。

（2）**乾性** **解説** 乾性咳嗽は、咳をすること自体が苦痛となるため、鎮咳薬を用います。

（3）**延髄** **解説** 呼吸や咳の中枢を担うほか、嚥下や嘔吐、血液循環なども制御する生命維持に不可欠な器官が延髄です。

（4）**末梢** **解説** 末梢性の呼吸化学受容器に作用して間接的に呼吸を促進するのが末梢性呼吸促進薬です。

（5）**麻薬** **解説** コデインは咳の中枢に作用し、咳を抑える鎮咳薬として用いられます。麻薬性のため、依存など、使用には注意が必要です。

3 解答例

（1）喀痰の粘度を下げ、喀出しやすくする／気道の線毛運動を促進し、喀出しやすくする／気道分泌物を増やして気道粘膜を滑らかにし、喀出を促す　など

解説 呼吸を妨げたり、不快感、誤嚥の原因となる喀痰を排出しやすくするための医薬品が去痰薬です。

（2）喀痰を伴う湿性咳嗽では、病原菌などの異物を含んだ喀痰の排出も妨げてしまうから。

解説 異物を排出しようとする生体防御機能の一つが咳です。

■ 13日目 消化器の治療に用いる薬

1

（1）× **解説** 胃腺の副細胞から分泌される粘液は、胃酸などの攻撃因子から消化管を守る防御因子です。

（2）○ **解説** ピロリ菌は、胃酸を中和して生息することができる細菌で、胃潰瘍や十二指腸潰瘍、胃がんの大きな原因となります。

（3）× **解説** 苦味薬は消化液の分泌を促進します。

（4）× **解説** 止瀉薬として用いられる塩酸ロペラミドは、腸管のはたらきを抑制します。

（5）× **解説** 下剤により便の排泄とともに大量の水分も喪失するため、水分の補給が必要です。

2

（1）増加 **解説** アルギン酸ナトリウムは、粘液の分泌を増加させることで、胃壁を保護します。

（2）でんぷん **解説** ジアスターゼはアミラーゼともよばれ、炭水化物であるでんぷんを分解する消化酵素です。膵液や唾液に含まれます。

（3）延髄 **解説** 延髄には嚥下や嘔吐の中枢があります。

（4）催吐 **解説** 胃の粘膜を刺激し、嘔吐を誘発する医薬品が催吐薬です。エメチンは抗原虫薬としてアメーバ赤痢の感染症にも用いられます。

（5）浣腸 **解説** グリセリンなどの作用により直腸の粘膜を刺激し、便の排泄を促します。

3 **解答例**

（1）炎症などによる損傷が皮膚や粘膜の下層にまで及んだ状態。
解説 損傷が皮膚や粘膜の表層に留まっている状態は糜爛（びらん）とよばれます。

（2）薬自体が水分を引き込んで膨張し、腸管を刺激して収縮を促す（排便を促す）医薬品のこと。
解説 膨張性下剤は、腸管内の水を吸収して保持し、膨張することによって便量を増加させて排便を促進します。カルメロースが代表的な膨張性下剤で、自然な排便が期待されます。

■ 14日目 泌尿器に作用する薬

1

（1）○ **解説** 血流やリンパの流れが停滞し、組織中に過剰な水分が留まった状態が浮腫です。利尿を促すことで浮腫も改善されます。

（2）× **解説** ナトリウムの再吸収を抑制し、利尿を促します。

（3）○ **解説** 交感神経の興奮は利尿を抑制します。そのため、尿の排泄ができない尿閉には、交感神経のはたらきを抑える医薬品が適します。

（4）× **解説** 副交感神経の興奮は利尿を促進します。

（5）○ **解説** 前立腺は膀胱直下に位置する器官で、精子を活性化する液を分泌します。

2

（1）ビタミンD **解説** 腎臓はビタミンDを活性化するはたらきをもちます。活性型ビタミンDは、小腸でのカルシウム吸収を促進します。

（2）下げる **解説** 過剰な水分やナトリウムを排出することで血圧を下げます。

（3）ループ **解説** 尿細管のヘンレループ（ヘンレ係蹄）に作用します。

（4）カリウム **解説** アルドステロン（鉱質コルチコイド）は尿細管でのナトリウム再吸収を促し、カリウムやアンモニアの排泄を促進させます。そのためカリウムを保持し、低カリウム血症を予防します。

（5）抑制 **解説** アセチルコリンは副交感神経の神経伝達物質です。アセチルコリンの作用を阻害し、副交感神経の興奮を抑え、排尿を抑制するため尿失禁の治療などに用いられます。

3 **解答例**

（1）骨髄に作用して赤血球の産生を促進する。
解説 エリスロポエチンは腎臓で産生されるホルモンで、骨髄の造血幹細胞に作用して赤血球の産生を促進します。そのため腎臓疾患ではエリスロポエチンの分泌が減少し、貧血がみられます。

（2）酸性に傾いた尿をアルカリ性に近づけ、結石を溶解したり、再形成を予防する。
解説 結石の多くはカルシウム結石で溶解できないため、破砕したり、水分を多く摂って自然排出を促しま

す。また、栄養の過剰摂取などで尿中の酸が増えすぎても結石が形成されやすくなります（尿酸結石）。結石を小さくしたり、再発を予防するためには尿をアルカリ性に傾ける必要があります。

■15日目　ホルモンのはたらきと治療薬

1

（1）○　解説 成長ホルモン（GH）は、骨の成長や発育を促すホルモンで、不足すると低身長症、過剰になると巨人症や先端肥大症（顎や額などの一部だけ肥大する症状）となります。

（2）○　解説 バソプレシン（ADH）は、抗利尿ホルモンともよばれる下垂体後葉ホルモンです。その名の通り、利尿を抑制する作用があります。

（3）×　解説 子宮を収縮させる作用をもつため、分娩時の子宮収縮薬として用いられます。

（4）×　解説 インスリンはペプチドホルモンであり、胃酸で失活する（化学物質などの活性が失われること）ため、注射にて使用されます。ただし、経口投与や吸入で用いるインスリン製剤の研究開発も進められています。

（5）○　解説 男性ホルモンには赤血球の産生を促進する作用もあります。

2

（1）視床下部　解説 他の内分泌器官のホルモン分泌を調節するホルモンを分泌するのが下垂体で、さらにその下垂体の機能を調節しているのが視床下部です。

（2）排卵　解説 下垂体前葉から分泌される性腺刺激ホルモンは、排卵誘発剤や不妊症治療薬として使用されます。

（3）甲状腺　解説 バセドウ病や甲状腺炎など、甲状腺機能亢進症の治療薬として用いられます。

（4）1　解説 自己免疫の異常などにより、インスリンを分泌する膵臓のランゲルハンス島β（B）細胞が破壊されることによって引き起こされます。

（5）卵胞　解説 卵巣からは、エストロゲン（卵胞ホルモン）とプロゲステロン（黄体ホルモン）が分泌されます。

3 解答例

（1）ホルモン分泌細胞により産生・分泌され、血液によって運ばれて目的の器官で薬理作用を発揮する物質。

解説 ホルモン分泌細胞が直接血液中に分泌し、おもに血液によって全身を循環するのが特徴です。

（2）筋肉や肝臓などで行われるブドウ糖（グルコース）の取り込みを促進したり、貯蔵されているグリコーゲンの分解を抑制して血糖値を下げる。

解説 インスリンの作用により血中のブドウ糖を取り込むことができます。

■16日目　代謝障害と治療薬

1

（1）×　解説 ビタミンは、物質の代謝に関与する酵素を補助する補酵素としての役割をもちます。

（2）○　解説 水溶性ビタミンは尿によって排泄されやすいため、通常は過剰に摂取しても過剰症は起こりにくいです。

（3）○　解説 ビタミンB1は、糖質の代謝に関与するビタミンです。欠乏症では神経系の異常がみられます。

（4）×　解説 葉酸（ビタミンB9）は、胎児の発育に必要な栄養素です。

（5）○　解説 ビタミンKは、血液凝固因子（プロトロンビン）の産生や、骨の形成に関与します。

2

（1）ナイアシン　解説 魚介類や肉類に多く含まれる栄養素です。ニコチン酸やニコチン酸アミドなどの製剤があります。

（2）ビタミンC　解説 柑橘系の果物や緑色野菜などに多く含まれます。

（3）ビタミンA　解説 暗順応が低下し、暗いところで眼が見えにくくなる状態が夜盲症です。ビタミンAは、レバーや緑黄色野菜などに多く含まれます。

（4）カルシトニン　解説 カルシトニンは血中カルシウム濃度が過剰なときに分泌が促進され、破骨細胞のはたらきを抑えて骨からのカルシウム放出を抑制します。

（5）コレステロール　解説 コレステロールの合成を抑えることで脂質異常症の治療に用いられます。

3 解答例

（1）コレステロールを含む胆汁酸の排泄を促進したり、コレステロールの合成を抑える。

解説 コレステロールやトリグリセリドの増加は脂質異常症の症状のひとつです。

77

（2）ビタミンDが小腸や尿細管でのカルシウム吸収を促進するため。

　　解説 カルシウムの吸収を促進することで骨粗しょう症を防ぎます。

◻17日目　消毒薬の効果と適用

1

（1）× 　**解説** 対象物の微生物をすべて死滅させるのは滅菌です。

（2）○ 　**解説** ウイルスや、MRSA、結核菌といった強い耐性をもつ細菌の方が高い抵抗性をもちます。

（3）× 　**解説** 人体には作用が強すぎたり、金属には適さないなど、消毒薬によって特徴があるため、対象物によって使い分けます。

（4）○ 　**解説** 高水準消毒薬であるグルタラールは人体への使用はできません。

（5）○ 　**解説** ショックを引き起こす危険があるため、粘膜への使用はできません。

2

（1）**中** 　**解説** 消毒用のエタノールは、殺菌スペクトルも広く、即効性もあるため、手指や医療器具の消毒などで幅広く使用されます。

（2）**高** 　**解説** 内視鏡の洗浄などで用いられますが、気化した蒸気を吸入すると粘膜を刺激するため、換気に注意します。

（3）**イソジン** 　**解説** 皮膚への刺激が少ないため、手術や創傷の処置から含嗽（うがい）まで、幅広く用いられます。

（4）**無** 　**解説** イソプロパノールは、エタノールと同様のアルコール系の中水準消毒薬です。皮膚への刺激性や毒性、特徴的なアルコール臭はエタノールより若干強いです。

（5）**芽胞** 　**解説** 一部の細菌が環境の悪化に対して生き延びるために形成する極めて強い構造体が芽胞です。熱などの物理的刺激や、消毒薬などの化学的刺激にも高い耐久性をもちます。

3

解答例

（1）消毒薬が微生物に対して増殖阻止作用を示す範囲のこと。

　　解説 消毒薬の効果が及ぶ対象範囲のことです。広いほどより強力な消毒薬といえます。

（2）換気に注意し、手袋やマスク、防護服などを着用する。

　　解説 高水準の消毒薬は強い毒性をもつため、皮膚や粘膜へ付着したり、蒸気を吸い込むだけで有害となります。

SENKOSHA のメディカルドリル好評ラインアップ

要点整理とドリルで、人体の基本を初学者でもムリなく学習！

0 時間目のメディカルドリル

3 週間でおさえる！

人体のしくみとはたらき
要点整理＆ドリル
入学前から差をつける解剖生理学のキホン

編集　SENKOSHAメディカルドリル編集部

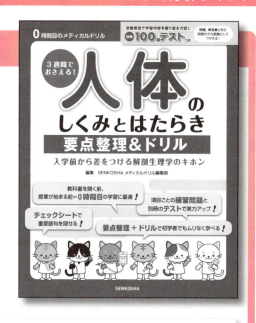

解剖生理学を学習する前に、まずは知っておきたい人体の基本を学習するドリル。21の系統ごとに要点整理とおさらいドリルで学習するから、未学習内容でもムリなく知識を身につけることができます。別冊で学習内容をふり返る総仕上げの100問テストがついているから、入学予定者への予習用の課題としても最適。教科書が読みやすくなり、授業が聞きやすくなることで、入学後の学習効率をアップさせます！

- 要点整理とドリルを組み合わせたハイブリッドテキスト
- 大好評だった旧版をさらに見やすく、わかりやすく改訂！
- 初学者でも理解できるようにこだわった平易な解説！
- 21項目で人体の基本を学習するから課題としても最適なボリューム

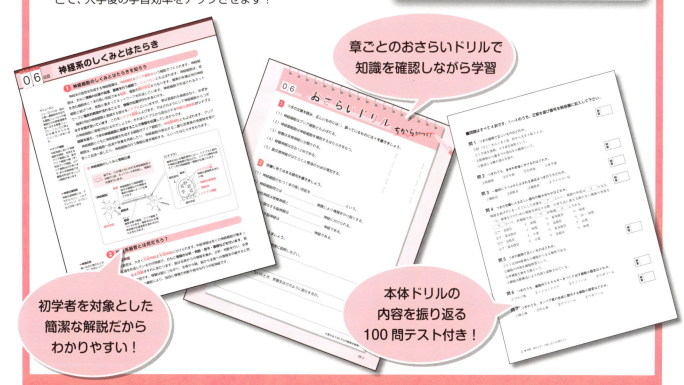

章ごとのおさらいドリルで知識を確認しながら学習

初学者を対象とした簡潔な解説だからわかりやすい！

本体ドリルの内容を振り返る100問テスト付き！

本体1,500円＋税　AB判／96頁＋別冊100問テスト＆別冊100問テスト解答集　ISBN978-4-906852-30-7

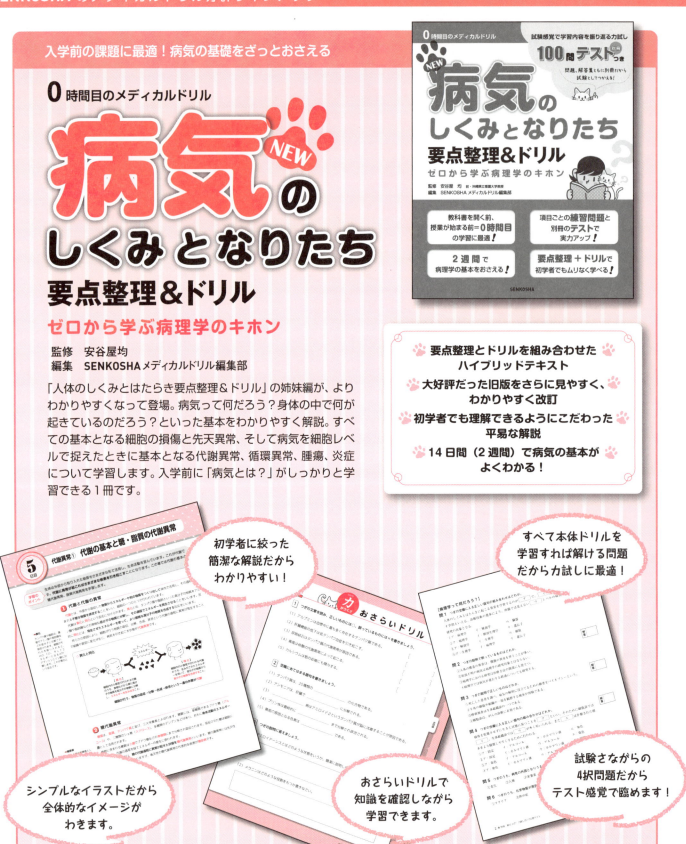